Cuando ya no sea yo

AF276082

Biografías y Memorias

Carme Elias

Cuando ya no sea yo

Planeta

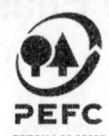

La lectura abre horizontes, iguala oportunidades y construye una sociedad mejor.
La propiedad intelectual es clave en la creación de contenidos culturales porque
sostiene el ecosistema de quienes escriben y de nuestras librerías.
Al comprar este libro estarás contribuyendo a mantener dicho ecosistema vivo y
en crecimiento.
En **Grupo Planeta** agradecemos que nos ayudes a apoyar así la autonomía creativa
de autoras y autores para que puedan seguir desempeñando su labor.
Dirígete a CEDRO (Centro Español de Derechos Reprográficos) si necesitas fotocopiar
o escanear algún fragmento de esta obra. Puedes contactar con CEDRO a través de la
web www.conlicencia.com o por teléfono en el 91 702 19 70 / 93 272 04 47

© Carme Elias, 2023
© Editorial Planeta, S. A., 2023
   Avda. Diagonal, 662-664, 08034 Barcelona (España)
   www.planetadelibros.com

Iconografía: Grupo Planeta
© de las fotografías del interior, © archivo personal de la autora
Diseño de interior y maquetación: © J. Mauricio Restrepo
Adaptación de la cubierta: Booket / Área Editorial Grupo Planeta
Fotografía de la cubierta: © Cristina Reche
Primera edición en Colección Booket: abril de 2024

Depósito legal: B. 4.310-2024
ISBN: 978-84-08-28609-7
Impresión y encuadernación: CPI Black Print
Printed in Spain - Impreso en España

Biografía

Carme Elias (Barcelona, 1951) es una de las actrices más reconocidas y queridas de nuestro país. Formada en la época de la mayor transformación pedagógica del Institut del Teatre, vivió la efervescencia de la escena teatral de los años setenta y ochenta, convirtiéndose, además, en uno de los rostros más populares de la televisión por sus papeles en series de TVE y TV3, como las míticas *Anillos de oro* (1983) y *Turno de oficio* (1986), y con destacados papeles cinematográficos bajo la dirección de Imanol Uribe, Fernando Fernán-Gómez, Gerardo Herrero y Javier Fesser, entre otros. A lo largo de su carrera como actriz, en la que ha seguido combinando múltiples trabajos en el cine, el teatro y la televisión, Carme Elias ha sido premiada con diversos galardones como un Goya a la mejor interpretación femenina protagonista por *Camino* (2008), un premio Gaudí de Honor en 2021 y la Creu de Sant Jordi al año siguiente por su dilatada trayectoria. Con este libro, Elias pretende visibilizar el alzhéimer, por si puede servir de ayuda a quienes lo padecen o acompañan en el proceso de esta enfermedad. La cineasta Claudia Pinto también ha plasmado el momento vital de la actriz desde su diagnóstico en el documental *Mientras seas tú*, galardonado con el Goya a la mejor película documental.

Índice

Índice

A mi querida familia, por todo y por tanto.

1

Así empezó

TODO

Sentada en mi mesa de trabajo, con los sonidos del trajinar de la vida a mi alrededor, intento recordar el principio. Mis dedos recorren las teclas de mi ordenador, que me conoce desde hace mucho y facilita la misión que le impongo.

Mi-me-mo-ria. Mi memoria. Recordar.

Algo que para todos es fácil y para muchos falto de interés porque son batallitas del pasado o hechos más recientes. Para mí esto es un acto heroico. Aun así, juego con ventaja. Amontonados en el suelo inmaculado de mi habitación asoman mis diarios escritos en diversas etapas de mi vida, y que pacientemente guardan y aguardan, encerrando en su interior los avatares de los años vividos, el devenir de los acontecimientos y el *pasar* de los días.

Me digo a mí misma que en algún momento, y consciente de que no puedo tardar mucho, quiero resumir... ¡Para qué? ¿Para quién? ¡Da igual! No es el fin lo que me interesa, sino el mientras tanto y el ahora.

Temo emocionarme, cuento con no recordar. ¡Seamos prácticos! No sé quién es «el otro yo» que me arrebata la mente y que es más fuerte que yo misma… Aunque, a estas alturas, debería imaginármelo.

Soy y he sido actriz de vocación. Actuar ha sido mi profesión, me ha acompañado desde pequeña, desde que el día de Navidad recitaba la poesía aprendida en la escuela subida en una silla tal y como marcaba la tradición de la Cataluña de aquel momento.

«¡Acción!» «Había una vez…» «Todo empezó…»

Aparece la Editorial Planeta en mi vida (y otros a los que agradezco el interés) y me invitan a recordar para escribir un libro sobre mi proceso con la enfermedad de Alzheimer. Así que acepto el reto. Intentaré arrancar por el principio de todo lo que vino después.

Hacía tiempo que sentía una cierta inseguridad ante la cámara, cuando siempre había sido mi amiga y siempre la gobernaron magníficos profesionales. Sentía inseguridad incluso actuando en el teatro, un terreno tan ampliamente conocido por mí. Lo que sentía en esos momentos era algo difícilmente descriptible. Era algo parecido al miedo. Experimentaba una emoción vertiginosa antes de entrar en acción, un excesivo acelerar de corazón digno de un estreno, pero no el mismo que se experimenta con una función en la que llevas actuando desde hace mucho tiempo o al rodar una película donde todos somos parte del equipo. Por entonces, mi vida personal era muy hermosa, aunque agotadora. Pero la idea de que todo lo que sentía se debiera al estrés no me tranquilizaba.

Más allá del pánico escénico

En 2017, en el rodaje de *Quién te cantará* (2018), de Carlos Vermut, comenzó a mostrarse lo que hoy es una realidad. Él es un director que hace un cine muy personal, un cineasta especial al que admiraba profundamente. Yo estaba ilusionada con la perspectiva de conocerle y de ponerme en sus manos. Pero durante el ejercicio de mi profesión, a pesar de los años de práctica y de la experiencia adquirida, entré en situaciones que nada tenían que ver con lo vivido hasta entonces. La verdad es que no era miedo. Creo que el miedo no es malo, porque te avisa de que tienes que estar alerta ante todo lo que te espera. Sentí pánico, como si fuese a tirarme por un barranco oscuro, por un precipicio sin fin... Aquello era pánico escénico. Se llama así a ese latir del corazón mezclado con una especie de inseguridad ante no se sabe qué ni por qué, ¡pues todo está listo y ensayado! Preparado amorosamente... Entonces, cuando se vive algo así, salir al escenario o escuchar la palabra *acción* es como un acto kamikaze.

Y yo estaba aterrada.

No entendía lo que me pasaba, en ocasiones me sentía paralizada... Lo hablaba con el director, pero luego volvía a experimentar lo mismo. En cuanto regresé a casa, a Barcelona, visité toda clase de especialistas e hice pruebas de todo tipo. Psicólogos y neurólogos escuchaban atónitos mi relato, mientras que las pruebas confirmaban que todo estaba bien. Me recetaron tranquilizantes para sobrellevarlo.

Después de aquello, en 2019, el siguiente trabajo que hice fue una intervención muy pequeña, pero muy bonita y contundente, en una película de Claudia Pinto, *Las consecuencias* (2021). Ella no solo es una cineasta a la que admiro, sino también una gran amiga; una amistad que se inició trabajando juntas en su anterior y primera película, *La distancia más larga* (2013). Aquel filme narraba el periplo de una mujer que, marcada por una enfermedad terminal, cerraba todos los círculos de su vida y mostraba su libertad hasta el final. Martina, así se llamaba el personaje, viajaba a la Gran Sabana venezolana para terminar sus días allí, pero se encontraba con situaciones inesperadas. El papel que interpreté era el de una mujer valiente con una dolencia difícil que también se veía a sí misma con el poder de elegir cómo morir dignamente. El rodaje fue muy complicado: acudimos a reservas indígenas, a montañas y lugares casi inaccesibles. Pero aquella experiencia me permitió disfrutar de su gran talento como directora y nos hermanó para siempre. Regalos de la vida.

Más tarde rodamos *Las consecuencias* en Valencia, pero también en lugares de difícil acceso, como La Gomera y La Palma, en Canarias; para mí, lejos de casa. ¡Cómo no! Con Claudia siempre es así: lo más difícil forma parte de su ADN. Acantilados, pueblos en el interior de una cueva... A veces rodábamos en una pequeñísima islita sin vida humana a la que teníamos que desplazarnos en barcazas. El sonido del mar era impactante. Aquel lugar era un rincón abrupto y hermoso, solitario, ya que tan solo acudíamos con el equipo imprescindible. Como siempre, Claudia lograba sorprenderme con las dificultades para llegar al set de rodaje y como siempre terminaba preguntándole por qué elegía localizaciones tan complicadas aun sabiendo de antemano la respuesta. «La película lo pide», decía. Y a una siempre le daban ganas de contestarle: «¡Pero si tú escribes el guion!». Así es ella, valiente y talentosa.

En aquella película, que narraba la llegada a la isla de una familia con muchos secretos, tenía a un magnífico actor ante mí, Alfredo Castro. Chileno, sensible y exquisito. Él no se embarcaba para regresar con nosotros al hotel, donde nos esperaban nuestras confortables camas y una cena bien merecida. No. Él se quedaba en el hermoso, aunque solitario, set de rodaje mimetizándose con el personaje que interpretaba. Alfredo, riguroso, es uno de los actores y directores más reputados por la crítica en su país.

Y entre las muchas escenas, llegó la hora de rodar un monólogo intenso y emocionante. A cualquier actriz le habría causado mucha ilusión. No fue mi caso. Yo me sentí extrañamente insegura, con mucho miedo a equivocarme y a quién sabe qué. El resultado es que no conseguí verbalizar el texto entero y no lo recordaba bien. Tuvimos que hacerlo desmenuzando la actuación en pequeños bloques. Naturalmente, en pantalla no se nota. Parezco una buena actriz. Le he pedido a Claudia Pinto que escriba cómo vivió aquellos momentos.

> El personaje de Teresa lo habíamos escrito especialmente para Carme. Yo tenía la certeza de que quería volver a trabajar con ella, incluso antes de que *Las consecuencias* fuera una historia. En aquel rodaje en el Amazonas, en el que dimos forma a mi primera película, forjamos una relación profunda y sincera que nos habíamos esmerado en cuidar durante los ocho años que separaban un rodaje del otro. Ahora éramos ami-

gas y mi admiración por ella como actriz se había multiplicado con el paso de los años.

Así que ahí estábamos, en Valencia, el 21 de mayo de 2019, a punto de rodar una de las escenas más importantes de nuestra segunda película juntas.

Carme es minuciosa, perfeccionista, intuitiva, emocionalmente muy poderosa y había conseguido atrapar a Teresa en su interior. Esa madre temerosa, esquiva, atormentada, estaba a punto de revelar un secreto que había escondido durante más de treinta años. Carme estaba tensa, asustada, esperando la voz de «¡acción!» para entrar en el territorio de la ficción, sin imaginar que la realidad iba a ser mucho más contundente y dolorosa.

Los primeros fallos de Carme con el texto no despertaron nuestras alarmas. El monólogo era largo, complejo y requería mucha concentración. Pero había algo extraño. La emoción de Carmen estaba en el lugar preciso, su concentración era máxima, pero no conseguía decir el texto en el orden correcto. Al cambiar el orden de las frases se alteraba el contenido del relato, pero Carme no era consciente hasta que yo cortaba la toma y pedía un nuevo intento.

Poco a poco, el terror comenzó a instalarse en su mirada. Ya no era el pánico de Teresa, sino el de Carme, el que atrapaba la cámara. Sabíamos que todos los especialistas que Carme había visitado le aseguraban que todo estaba bien y que «esos fallos sutiles» que había tenido en trabajos previos serían por miedo escénico o inseguridad. Pero en este rodaje esa tesis no encajaba, había una confianza infinita entre nosotras.

Tras muchas tomas conseguimos acabar la escena. Yo leía el texto en voz baja y Carme lo repetía a cámara aportando toda la emoción que la escena requería. Teresa estaba tan asustada como Carme (o al revés), y el pánico de la realidad quedó enmascarado por la ficción.

Al acabar el rodaje del día, Carme me decía que estaba a tiempo de buscar a otra actriz para el personaje, que no quería dañar mi película, que ya no era una «actriz segura». A pesar del terror que ella sentía en ese momento, tenía la empatía suficiente como para pensar en mí y en mi película. Así es de generosa.

Finalmente, decidimos batallar: si hay que repetir, se repite; si hay que esperar, se espera; pero esta película la acabaríamos juntas. Y así fue. Una semana después nos reencontramos en la isla de La Palma para rodar la última escena. Era un monólogo en el que Teresa narraba los momentos previos a la erupción de un volcán: «El volcán avisa, claro que avisa... Es más, grita, chilla. Los últimos que se dan cuenta son los pájaros, desaparecen, se van, no los ves más...».

Y así siguió, esta vez dando el texto entero y con la emoción precisa para el personaje. Recuerdo que, al acabar la toma perfecta, se aplaudió a sí misma aliviada y todos emocionados seguimos detrás. Fue premonitorio todo aquello. Poco tiempo después, el volcán de La Palma entró en erupción, y poco tiempo después llegó el diagnóstico. Pero Carme no se rinde y ahora estamos construyendo nuestra tercera película juntas. Esta vez, un testimonio a corazón abierto de su día a día y sin las máscaras de la ficción.

Desde aquí le doy las gracias a Claudia, a Alfredo y a todo el equipo; muchos amigos que se lanzaron conmigo al vacío. Aquello resultó el aviso de un mundo desconocido en el que yo me estaba adentrando sin saberlo.

Sobreponerse buscando respuestas

A pesar de mi desconcierto y de aquellas señales tan inquietantes, mantuve el ritmo de vida de siempre: la familia, mi casa, el estudio de futuros trabajos y el teatro. «¡Estrés!», gritaba el mundo. Pero yo sabía que no era eso. Aun así, el pánico escénico no desaparecía. Trabajaba indistintamente en Madrid y Barcelona, tirando de AVE de un lado para otro y con mucha pastillita tranquilizante a cuestas. Seguí con mi vida tal y como había hecho hasta entonces. Sobreponiéndome a mis malas sensaciones y dificultades.

En Madrid tuve a grandes seres humanos a mi lado, la gran familia madrileña formada por personas que me ayudaron a transitar esa etapa tan complicada y que me apoyaban permanentemente, como el gran amigo y maestro de actores Juan Carlos Corazza, que me conoce mejor que nadie como actriz y del que hablaré más adelante (me lo anoto en un papel para no olvidarme), y Carmen Durán, una magnífica psicóloga, una gran profesional que me atendía con una inteligencia y serenidad de enorme eficacia. Todos me prestaban firme y fielmente su ayuda.

Recuerdo rodar en localizaciones donde era difícil encontrar cobertura y acudir en el coche de producción hasta donde fuese posible utilizar el teléfono para hablar con ellos. Carmen soportó mis llamadas de socorro sin que nunca fuese un problema para ella. Hay quien tiene la hermosa habilidad de saber ponerte frente al espejo. Así es ella. Con su sabiduría, calmaba mis más que miedos, los que se transformaban en un monstruo grande llamado al parecer *pánico escénico*. Siempre cogía el teléfono o me hacía un hueco. Llegué a quererla mucho. Culta, delicada, nada invasiva. ¡Qué gran mujer!

A pesar de todo y con todo, no dejé de buscar respuestas. En Barcelona empecé un exhaustivo periplo que me hizo ir a varios médicos, neurólogos, terapeutas y especialistas de todo tipo que seguían sin ver nada raro en mí. Y siempre viajaba adonde me tocara trabajar. No dejaba de contactar por teléfono o visitar de forma desesperada a mi psicóloga en Madrid y a mi neurólogo en Barcelona, quienes siempre, siempre, me devolvían las llamadas y me tranquilizaban. Nunca podré agradecerles lo mucho que me cuidaron, a pesar de todo lo que me estaba pasando.

Una exagerada angustia antes de salir a escena

Lo que viví en el cine, con los últimos rodajes en los que participé, tampoco fue ajeno a otros terrenos con anterioridad. También hubo diversas señales. En el teatro soportaba una especie de vértigo tremendo, un deseo de huir antes de empezar la función. Nunca me había pasado. Sentía que no podía hacerlo, experimentaba una desazón y un miedo terroríficos que desaparecían en cuanto entraba en escena con la primera frase hasta que, gracias a las pastillitas tranquilizantes recetadas por los especialistas, podía actuar con normalidad, sin aquel estado histérico y aquella inseguridad. Me recuerdo actuando en el exquisito Teatre Akadèmia de Barcelona, dirigido por Guido Torlonia, un amigo para siempre. Aquel lugar es especial para mí. Allí siempre me he sentido como en casa, también entonces, mucho antes de saber exactamente qué me pasaba.

Desde que conocí a Guido caí rendida a sus pies. Y sigo arrodillada. Su mismo nombre me remite a un pasado glorioso de italianos cultos, como en una película de Luchino Visconti. Él es un gran director, un hombre exquisito por educación, carácter, talento y aspecto. Es la encarnación de ese mundo, pero en el presente, o sea, «en moderno». Mi primera experiencia con él fue con un texto magnífico, *Al galop (Al galope)*. Se trataba de un monólogo sobre Diana Vreeland, que fue editora de moda de las revistas *Harper's Bazaar* y *Vogue*. Vreeland era una leyenda, una mujer con una fuerza y energía increíbles, con una gran capacidad de reinvención ante las situaciones de crisis. Precisamente, uno de esos momentos era el que reflejaba la obra, con la que no solo actué en el Teatre Akadèmia, sino con la que también acudí a la Sala Pequeña del Teatro Español en Madrid. Yo nunca había interpretado un monólogo y estaba ilusionada, puesto que el carácter del personaje me atraía enormemente. Pero también me sentía extrañamente insegura.

Me costó muchísimo aprenderme el texto. Fue duro. Lo reconozco. Jamás había imaginado que tendría que atravesar tantas dificultades para salir indemne de un monólogo. Por ejemplo, yo me movía a menudo sobre el escenario porque el personaje y el papel lo requerían, pero también aprovechaba esas idas y venidas para consultar el texto, que tenía a mi disposición en un atril entre bastidores. Guido estuvo a mi lado, confiando en mí en todo momento y proporcionándome todas las ayudas necesarias. Y estoy orgullosa del resultado. Fue una hermosa experiencia, aunque mirando atrás me digo que quizás, seguro, ahí estaba ya la semilla de lo que hoy es mi vida. Probablemente. Aquello fue una primera señal, aunque entonces era impensable. Todo el mundo me ayudaba.

Más tarde, mucho más tarde, un día me llamó Guido y, entre bromas e intercambios de vida, me preguntó qué me gustaría hacer en teatro. Barajando títulos y autores, me puse a hablar de una de mis películas favoritas, *¿Qué fue de Baby Jane?*, interpretada por Joan Crawford y Bette Davis bajo la dirección de Robert Aldrich y basada en una novela de Henry Farrell. Pasó el tiempo y un buen día me citó. Me pasó un texto y me dijo: «Vamos a hacer *Baby Jane* en el teatro». Guido había encontrado una versión teatral de aquella obra que recreaba un intercambio epistolar entre las dos estrellas de Hollywood durante el rodaje del filme. No daba crédito. ¡Qué gran regalo! Yo interpretaría a Bette Davis y Vicky Peña haría de Joan Crawford.

Sin embargo, muchos de los días en los que actuaba, yo entraba en estados de extraña inseguridad, de miedo a equivocarme, de miedo a no sabía qué. Estrenamos, hicimos las funciones siempre con un apuntador cerca por si me atacaba alguna inquietud. Todo salió bien, pero yo seguía sintiendo que algo no funcionaba en mi interior. Me decía a mí misma que tanta sensibilidad quizás haría crecer a los personajes. Pero en 2019 el miedo ya se había hecho un salón en mi cuerpo y en mi vida. Fui fuerte. Claro que lo fui. Aquella obra, lo último que he hecho en teatro, fue una de las cosas más mágicas de mi trayectoria y Guido sigue estando en mi vida desde entonces.

Pendientes de mí por si fallaba

Nunca pensé que las malas sensaciones vividas en el cine se pudiesen repetir en el teatro. Estaba entre profesionales y amigos, pero sí, volvía la angustia. Y yo, que siempre he sido una actriz segura, tomaba muchas precauciones justo antes de entrar en escena. Demasiadas. Confieso que también recibía ayuda con una discreción absoluta entre cajas, o sea, sin que fuese visible para el público. En el teatro hay siempre un regidor (o regidora) con el objetivo de que la función transite correctamente. Es el guardián del espectáculo, el que nos avisa de nuestras entradas y controla que todos los elementos sigan el proceso que han de seguir. *Transitar*, esa hermosa palabra, era la favorita del actor y director teatral José Luis Gómez, un gran profesional con el que trabajé en el Teatro Español con la obra *Absalón*, en 1983. Creo que esa palabra nunca la olvidaré. Yo hoy también estoy transitando por la vida a mi manera...

Pero vamos a lo que íbamos.

Dadas las inexplicables dificultades que me afectaban a veces, muy cerca del escenario siempre había alguien con el texto en la mano por si yo fallaba. Por suerte, nunca fue necesario durante mis intervenciones. ¡Parecía que el escenario era mi curación! Aun así, antes de salir, mi corazón seguía acelerándose. Daba igual que realizase los ejercicios de relajación habituales para entrar en contacto con el público y dejar atrás las preocupaciones a las que nos somete el vivir. No eran suficiente. *Mientras esperaba la señal de entrada al escenario para revivir el personaje, notaba que aquello iba a desbordarme. Un miedo aterrador se apoderaba de mí.* La regidora también centraba su atención en cómo me sentía yo sobre el escenario. Yo había visto en mis mayores del teatro cómo les podía afectar la incertidumbre o el miedo a que una palabra no saliese de su boca cuando debían decir algo. Eso son inseguridades que, aunque no lo parezcan, pueden surgir de repente para desconcertarte y desconcentrarte.

Pero yo intuía que lo mío no era lo mismo.

Experimentar nervios en los estrenos es más o menos normal. En el teatro es el primer encuentro con el público, que se dispone a respirar contigo y con tu personaje, que se funde en tu cuerpo y se apodera de tu mente (si has hecho bien los deberes, claro). Tu corazón se acelera, hay una tensión previa... Pero nunca pensé que el miedo pudiera ser tan poderoso, que se pudiera experimentar un temor tan grande, tan enorme, ante lo intangible.

En un espectáculo, del tipo que sea, danza, música, cine, teatro, televisión..., cuando se escucha la palabra «¡acción!» ya no hay tiempo. Hay que estar listo. No se puede corregir nada, ni en el escenario, ni frente a la cámara. Si hay un error afecta al resto del espectáculo y, en consecuencia, a todo el equipo. Y, por descontado, al presupuesto. El tiempo perdido es dinero perdido. Es mucha inversión. Lo único que cambia es que los actores tenemos que actuar, dar la cara y hacerlo bien. Es mucha responsabilidad. En mi caso, tal y como me sentía, esa responsabilidad se multiplicaba.

Cuando la enfermedad hizo su aparición en mi vida y se había apoderado de mí, los médicos todavía no la veían. ¡Qué astuta! No sabíamos qué pasaba, y yo tomando ansiolíticos para vencer el miedo... Antes de actuar entraba en un estado de tensión inhabitual que provocaba un exagerado temor a fallar. Subía el telón, se bajaban las luces, aparecía la escenografía y era como si me lanzara a un precipicio. Si me estrellaba, todo me llevaría al desastre. Como si estuviese en una película del Oeste, me repetía: «Moriré con las botas puestas». Los wésterns siempre me han fascinado, pero cuánto sufrimiento... Os aseguro que no estoy frivolizando. Solo intento narrar cómo es ese miedo aterrador que te despoja de tu ser avanzando, pasito a pasito, hacia el país de la nada y sin tener armas para derrotarlo. Todo esto era ya un aviso de lo que estaba por llegar.

2
AL FIN

lo sé

Aquello que podía llegar ya estaba instalado en mí. Después de tantos médicos y especialistas, de un padecimiento incomprensible y titánico, después de un laaaaaargo recorrido llamando a la puerta de muchos profesionales, llegó la indeseable palabra que me reveló por qué sucedía lo que me sucedía: *alzhéimer*. Más bien, *principio de alzhéimer*, me dijeron. Pero dicho así tampoco sonó más suave.

Sé que fue en el Hospital de Sant Pau y que a la visita médica donde todo fue desvelado me acompañó mi hermano pequeño Joan, mi ángel de la guarda. Pero no me pidáis muchos más detalles… Dado que no recuerdo casi nada de aquel día, le he pedido a mi hermano que relate cómo fueron aquellos momentos.

Desde 2015, más o menos, Carme empezó a notar de manera demasiado evidente problemas de memoria que afectaban en mayor o menor grado a su vida cotidiana y, naturalmente, a su profesión. Acudió a varios médicos, y hacia el año 2017 visitó a neurólogos que analizaron su situación que se extendía, por ejemplo, a dificultades con el sueño. Yo la acompañé a una de esas visitas y el neurólogo, a pesar de reconocer problemas de memoria, los atribuyó al estrés y la tranquilizó. Al parecer, los síntomas de entonces no permitían otro tipo de diagnóstico.

En un texto escrito por ella en octubre de 2017, Carme decía: «Me despierto y no recuerdo dónde estoy, qué día es, qué hice ayer... Lo tengo que reconstruir todo y pensar. Por la noche me olvido de los pequeños rituales. Hoy me despierto y sé que me dormí con el móvil en la cama escuchando una sesión de meditación. Pero el móvil está en la mesita de noche, donde le corresponde. Reconstruir qué he hecho por la noche es difícil. ¿Estudié? ¿Vi la televisión? ¿Qué programa? ¿A qué hora me acosté? Intento reconstruirlo, pero no puedo».

El mayor inconveniente es que muchas de estas cosas que le pasaban no se acordaba de contárselas al médico y los test que utilizaban los neurólogos para detectar esas situaciones todavía no daban resultados lo bastante concluyentes.

Pero los problemas seguían y se iban haciendo más grandes. A través de sus amigos, llegó a ponerse en contacto con una de las mayores autoridades en el tema, el neurólogo que por entonces dirigía el Servei de Neurologia del Hospital de la Santa Creu i Sant Pau de Barcelona, y allí la derivaron a una doctora de la Unitat de Memòria del centro hospitalario. En julio de 2019, fuimos a la visita de aquella especialista para tener el resultado de la exploración neuropsicológica que Carme se había hecho un mes antes.

Yo la acompañé a aquella visita. Era por la tarde, en un momento en el que las salas de consultas externas del hospital están vacías y aquellos enormes espacios, tan fríos, reforzaban la sensación de desgracia. Entonces fue cuando la doctora le comunicó que, según los resultados del test, el diagnóstico era de alzhéimer en un estado inicial. Carme, que ya estaba en una situación de desánimo y tristeza, lo encajó con entereza. Pero también supo que se confirmaban sus peores temores y tuvo una idea clara de lo que aquello significaba para ella, su profesión, sus relaciones... Para toda su vida.

Según la doctora, la enfermedad afectaba por entonces solo a un tipo de memoria, pero al ser una enfermedad degenerativa, cuando llegase a fases más avanzadas afectaría al habla y a la movilidad. El ritmo de deterioro que se podía esperar era incierto, pero afirmó que podía permanecer alrededor de cinco años en esta fase inicial. No hay medicamentos que frenen o reviertan el proceso degenerativo de la enfermedad, pero le aseguró que era imprescindible que llevase hábitos saludables como seguir una rutina de actividad física, cognitiva y social, una dieta mediterránea, y controlar los factores de riesgo cardiovascular.

Hablamos de si valía la pena inscribirse a algún ensayo clínico del hospital. Hacerlo suponía ir una vez al mes hasta allí a que le hiciesen pruebas, también una punción lumbar al principio y otra al final, como mínimo. La ventaja es que le podían hacer un seguimiento más cercano y que estarían más encima de su evolución. Si el medicamento que te suministran te sienta mal, como es obvio, dejan de dártelo. También puede ser un placebo. En cualquier caso, en aquel momento no había estudios en marcha para pacientes de alzhéimer en fases iniciales de la enfermedad. Más adelante, en visitas posteriores, la propia doctora desaconsejó que se la inscribiese en estos estudios. El motivo era la situación semidepresiva que Carme estaba sufriendo.

El golpe fue demoledor. De todas formas, antes de volver a casa fuimos a *celebrarlo* tomando una cerveza en una de esas plazas de Gràcia tan llenas de gente. ¿A celebrar el qué?, podéis preguntaros. Pues a brindar por saber, por fin, qué era lo que le pasaba, por muy desagradable que fuese la noticia. Ya podía cerrar un largo periodo de incertidumbre, miedos, inseguridades, incomprensión... Era un sentimiento de alivio, porque lo que le pasaba desde hacía tiempo sí tenía un nombre, estaba identificado, sabía contra qué luchar. A pesar de ser muy consciente de que la lucha sería muy desigual y de que todos sabíamos quién acabaría ganando.

Y así, tal y como relata Joan, empezó la marcha atrás de mi vida. Al leerlo no puedo evitar tratar de rememorarlo. Mi hermano lo ha descrito tan bien que he sido capaz de ver con mis propios ojos la película que supuso aquel día, como si estuviera en aquella ya lejana consulta, cuyo ambiente presagiaba lo peor. Las atmósferas me pueden. Sé que la doctora fue amable. Imagino que los especialistas están ya tan acostumbrados que dar noticias como la mía forma parte de su rutina. Leyendo el texto, mi corazón no se acelera. Mi cuerpo sigue tranquilo. Solo siento una enorme sorpresa por las fechas tan tempranas de mi diagnóstico. Así funciona esta enfermedad...

Al igual que comenta Joan, la primera sensación que evoco sobre el diagnóstico fue de descanso. Lo que me pasaba me pasaba realmente. ¡No eran imaginaciones mías! Había quedado al descubierto que lo mío no se trataba de ideas descabelladas o momentos de desconcentración. En aquella consulta, todo se mostró con un terrorífico nombre.

Y mi vida se paralizó

Tras ese aparente alivio, inmediatamente después llegó lo inevitable: el llanto y el crujir de dientes. No recuerdo si lloré o directamente me asusté y qué fue todo lo que me pasó por la cabeza. Ya más calmada, creo que llamé a Josep Maria, mi otro hermano, a mi psicóloga y a Juan Carlos Corazza, al que pillé en el aeropuerto de Madrid, haciendo cola a punto de volar a Italia a impartir uno de sus cursos. Eso lo recuerda él. Yo solo sé que mi amigo cogió el teléfono.

Después del susto, descansé. Quiero decir... Me horroricé. Pero por fin tenía un diagnóstico que avalaba lo que me pasaba. No estaba loca. Aunque pensé que llegaría a estarlo si vivía para verlo o, mejor dicho, para no verlo. *Lo que me sucedía tenía un nombre, y sentí que ese nombre me llevaría inevitablemente hacia la nada.* Con el diagnóstico se paralizó completamente mi amada vida profesional y el alzhéimer se apoderó de mi existencia. Me alejó de los escenarios y de los rodajes cruelmente, como si hubiera pasado un ciclón. Poder ponerle nombre a lo que experimentaba fue un consuelo. Pero es un nombre aterrador. Porque sabes lo que te espera. Tuve una gran amiga más mayor que sufrió esta enfermedad —ella tuvo demencia— y sé cuál es el proceso. Piensas: «Voy hacia allí».

El alzhéimer asusta mucho, da muchísimo miedo. Te sientes desbordada por todo lo que sabes (o imaginas) que te espera. Aquellos momentos en los que tuve que aceptar lo que hay, asimilar que padezco una enfermedad que no tiene curación y que no tiene marcha atrás, y que vivirá conmigo engullendo cada día un poco de mi cerebro fueron, para mí, los más difíciles. Lloré mucho y sigo llorando, aunque no tanto. Ahora ya es como un desahogo que sé que me hace bien. ¡Casi lo celebro! Echar lágrimas fuera es como tirar las malas hierbas para después seguir. Supongo que algún medicamento entre los que tomaba y tomo son precisamente para paliar estos efectos, la inevitable montaña rusa emocional de la que a veces es tan difícil bajar.

Nunca he querido dejar de ser actriz. Me he visto obligada a dejar de serlo. Mi amada vida profesional se paralizó bruscamente. Siempre creí que acabaría representando a las ancianas en los escenarios. Pero no decidimos sobre nuestras vidas. Los últimos tiempos, cuando todavía no había sido diagnosticada de alzhéimer, fueron tan duros que sentía que el lazo que me unía a mi profesión era tan inestable como una cuerda floja para un equilibrista. En mi caso tampoco había elección posible. Así que lo acepté, sí o sí. Ahora ya no echo de menos mi profesión.

Ahora sé que el alzhéimer actúa poquito a poquito, no dejándose ver. De sílaba en sílaba, ejercita su estrategia. Alzhéimer, alzhéi-mer, alz-héi-mer, alz-héi-mer… *Heil, Hitler!* (me permito bromear, a pesar de todo).

Constato que durante los primeros años el alzhéimer va muy lento. Pero también llega el momento en el que te vas acercando al abismo y deslizándote poco a poco por él. Creo que estoy llegando a ese punto o tal vez ya me encuentre en él. Y sé que, casi sin notarlo, entraré en una nueva fase que seguirá a otra hasta que Al me haya engullido del todo. El problema es que, si mi cuerpo resiste, puede que no sea el fin. Nadie querría ponerse en mi lugar o en el de tantos y tantas que están como yo. ¡Me ha tocado! Mientras lo cuento, intento de nuevo no inundar de lágrimas mi casa, no vaya a ser que en un descuido lo arrasen todo y me arrastren hacia el exterior cuando todavía no ha llegado mi hora.

Después de una inevitable etapa de aceptación lo llamo Al. Mi amigo Al. Me parece más práctico hablarle como a un amigo que como a un enemigo. Al fin y al cabo, vive en mi casa. Si lo pronuncias rápido suena como una especie de vocablo militar. O como una canción. «L'Al», se escribe en catalán. Y así suena en castellano «la, la, la, la» como el «La, la, la» de Massiel. Al, con «mi amigo» por delante o por detrás, pero dulcemente.

Mi amigo Al y yo —o lo que todavía va quedando de mí— nos llevamos bien, como un matrimonio indisoluble. Para nosotros, el amor más potente ya ha pasado, pero los malos ratos y las discusiones, también. Ahora ya somos como aquellas parejas que llevan tantísimos años juntas, amigos inevitables. ¡Somos un equipo! Mejor no convivir con los enemigos, sean de la clase que sean. Nuestra relación ya es larga y comenzó… Ni idea de cuándo fue exactamente. Pero como es una relación natural, se va haciendo cada vez más íntima e intensa. Así que convivo con Al de una forma amigable y nuestro romance parece que no solo va a ser duradero, sino definitivo. Estamos atados por su gran amor hacia mis células. Es un amante obsesivo.

Me conviene estar a buenas con él, ya que los dos compartimos casa y es de mi casa de la que acabará apropiándose. Es como tener un okupa conmigo. *El que okupa mi cuerpo*, bonito título. Quizás lo cambiaría por *El okupa de mi vida*, *Mi vida con un okupa* o *Mi vida con el que la okupa*. Como en todo, existen muchas posibilidades. Y podéis comprobar también que siempre corro peligro de perderme… Como sé que Al tiene la partida ganada, mejor que seamos muy amigos mientras yo pueda verlo, sentirlo o entenderlo. Igual se compadece de mí. Parece que hablo de un maltratador de esos que no salen a la luz… Poca broma con mi amigo. Sus actos parecen tan inocentes en comparación con la plaga de desechos humanos que se dedican a volcar sus instintos más primarios en mujeres indefensas… Ellas sí que necesitan ayuda de todo tipo. Ay de todos los que se dedican a tratar de resolver el problema de los malos tratos, una distorsión de la sociedad en la que vivimos y silenciada en tantas ocasiones. Las víctimas tienen miedo, comprensiblemente. Y yo también.

A mi amigo Al no se le notan sus malas formas. No es ruidoso y no duele, no te parte el corazón y no te deja el cuerpo dolorido ni la autoestima en la basura. Es muy discreto. Simplemente, te va abandonando de puntillas: un día se lleva una muda, otro día algún abrigo, otro día calcetines, y así hasta que el armario se queda vacío. Solo con la estructura. Te deja como el amante cobarde e infiel que se va sin decir adiós. Las mujeres abandonadas por amores cobardes saben bien de lo que hablo. También pasé por esa experiencia. Aunque, por fortuna, el tiempo todo lo borra y ahora Al asestará el golpe final. Será el remate. En mi caso, dispongo de cierta ventaja, puesto que aquel abandono ya está olvidado y perdonado desde hace muchos años. Los rencores no son buenos, hay que quitárselos de encima y mandarlos a paseo. Y, al final, ¿qué más da? Mi amigo Al engullirá cualquier rastro de desechos.

Pero tengo una familia.

Una familia que, como todas, ha superado momentos muy difíciles. Estamos entrenados. Siempre unidos. Muchos ya no están, pero siguen estando como ejemplo y memoria, y seguirán viviendo en nuestro corazón. También permanecen aquí, porque la vida trae tragedias que se repiten, aunque en distinto formato. ¡Vivir es eso! Aprender de lo aprendido y aplicarlo a lo que sucede. Si has podido aprender, claro... Porque no siempre se puede. Ni todo el mundo quiere hacerlo.

Mientras escribo, tengo a mi perrita Niva al lado. Está inquieta por los sollozos que no puedo contener, quiere consolarme y no sabe cómo hacerlo. Yo le cuento cosas y ella me escucha muy atenta. Con ganas de calmarme, intenta lamer mi cara porque se me ha escapado alguna lágrima. Es su manera de decir «te quiero». Por cierto, una expresión que no se lleva mucho y que habría que recuperar, empezando por una servidora. ¿Por qué nos cuesta tanto mostrar los sentimientos? Yo los volcaba en el escenario. Pronto le leeré a Niva todo lo escrito en voz alta, a ver cómo suena. No, no estoy loca... Todavía. Y sé que ella, según cómo le hablo, reacciona de una forma u otra. Está acostumbrada a escuchar mi voz... ¡Es mi público! Representa a aquel al que he tenido que renunciar.

Así es como enfoco mi día a día con mi amigo Al. Me doy cuenta de que hago como esas personas que hablan en plural y que nunca he soportado.

«A ver cómo estamos hoy…»

«Tenemos que escribir unas líneas…»

«Vamos a hacer esto o lo otro…»

«Ahora déjanos un momento tranquilos…»

Y, sin embargo, todo lo que cuento aquí es verdadero. Son regalos de mi fugitiva memoria y de los diarios que he escrito a lo largo de muchos años. Todo esto que narro como un cuento, es decir, con cierta ligereza, lo hago para no ahogarme con mis lágrimas porque siempre quieren ser ellas las protagonistas. Estas aclaraciones me obligo a hacerlas porque, como el texto que estoy escribiendo no sigue las estructuras habituales, algún malicioso podría achacarlo a mi compañero de vida. No es así. Es decir, no soy un tongo. *Sí. Tengo alzhéimer. Pero todavía soy yo plenamente consciente de lo que hago y de cómo lo hago*, y a todo esto empiezo a cogerle el gusto.

Pido disculpas si me repito, aunque espero que alguien lo corrija.

3

Os lo cuento

A TODOS

Antes de contar por qué me decidí a hacer pública mi enfermedad y tratar de recrear dicho momento, he de centrarme en uno de mis grandes objetivos vitales: la búsqueda de la verdad no solo en el escenario, sino también en la vida. Algo en lo que tiene mucho que ver una persona esencial para mí.

«Siempre has trabajado mucho por ser sincera, por quitar máscaras, por ser verdadera en el escenario. Siempre buscas la verdad, también en la vida. Y sé que tú sabes que es así.»

Son palabras de mi gran amigo Juan Carlos Corazza. En estos momentos, mientras escribo, mi yo, el que me abandona de puntillas, me recuerda que, para él, contarlo es ser sincera con el dolor. «También es un acto de sinceridad con el público con el que has compartido tantos momentos», me dijo. Atreverme a hacerlo público en vez de ocultarme es una consecuencia de esa búsqueda de la verdad que siempre he perseguido como actriz. Quizás él tenga razón o quizás sea todo un alarde de mi «yo actriz». Y también quizás hacerlo público impacte, ayude o acompañe y, en consecuencia, invite a otros a empoderarse, a buscar en nuestro interior.

En Juan Carlos Corazza siempre he encontrado no solo a un amigo fiel, sino a alguien de una calidad humana excepcional, un gran maestro en la vida y también en el arte de la interpretación. Él y Betina Waissman, su esposa y magnífica compañera de viaje, tienen una escuela en Madrid en la que hacen una labor admirable de concienciación sobre lo que es ser intérprete, sobre el compromiso del actor con su trabajo y el deber que tenemos con el público. Por su escuela han pasado grandes nombres de nuestro cine. No los nombro porque no he pedido permiso, pero os quedaríais asombrados. Además de dirigir, Juan Carlos también se dedica a entrenar a un selecto grupo de actores para las películas que tienen que rodar. Disfruto de su amistad desde tiempos inmemoriales. Los míos, digo. La presencia de ambos deja un rastro de amor, como si hubieran pasado dos ángeles. Ellos saben cuánto los quiero.

Cuando Juan Carlos llegó a España de su Argentina natal, venía precedido por el que también fue su maestro y mentor, Carlos Gandolfo, a quien yo había conocido en Barcelona en un curso para actores. La escuela argentina me interesaba enormemente, porque profundiza mucho en la relación del actor con el personaje, en regalar desde tu propia vivencia lo que significa experimentar la actuación. Para esta escuela no solo se trata de recrearlo de una forma más o menos convincente, sino de penetrarlo para que viva en ti. Naturalmente siendo siempre dos... Tú y el personaje.

A pesar de lo aprendido durante mi etapa de formación como actriz, yo siempre sentía una carencia interna, sentía que quería actuar más y deseaba hacerlo de una forma más personal y profunda. Más tarde, en 1984, trabajaría con Gandolfo para una producción exprés en Madrid, *La gata sobre el tejado de zinc caliente*. Ahí estaban Eusebio Poncela, Julieta Serrano, Marisa Paredes, Francisco Hernández... Me llamaron a mí para sustituir a la protagonista, con muy poco tiempo para prepararme, puesto que falló la actriz por un tema personal antes del estreno. Yo y Eusebio éramos Margaret y Brick, los papeles principales. Fue todo alucinante.

Aquel trabajo fue como lanzarme al abismo, aunque yo sabía que estaba en buenas manos y lo hice. Sé que me he ido un poco del tema, pero mencionar a Gandolfo me lleva a la representación de esta obra de Tennessee Williams. La confianza que tenía en Gandolfo, que ya me conocía un poco, y la amistad y admiración por el trabajo de Eusebio, Julieta y Marisa me impulsaron a lanzarme a la piscina. Era excitante tener la oportunidad de aceptar ese reto. Locuras del oficio. Y, obviamente, en ese momento de mi vida, mi capacidad mental para interpretar no presentaba ninguna barrera.

En 1994, tuve la oportunidad de tener a Juan Carlos como director de una pieza teatral de August Strindberg, *Acreedores*, estrenada en Barcelona y con la que fuimos de gira por varias ciudades españolas. Fue una experiencia inolvidable y presiento que mi amigo Al podrá con ella. Aunque no fue fácil, aquel trabajo nos hermanó para siempre. O sea, en mi caso, será hasta que yo deje de ser yo. No hay actor que se precie que no intente pasar por sus sabias manos y todos los que podemos acceder a preparar nuestros personajes con él nos sentimos agradecidos por su humanidad, su talento y sus conocimientos. Siempre que puede escaparse, aunque para eso tenga que hacer milagros, Juan Carlos se acerca a Barcelona a visitarme, a regalarme su talento y a contagiarme con su profunda bondad. Creo que su sabiduría y su mágica presencia es beneficiosa para mí y me ayudará a enfrentarme a las situaciones que el destino me tiene preparado. Ya lo ha hecho hasta ahora.

El reto de estar ante una escena desconocida

Me digo a mí misma que quizás haya logrado encontrar la verdad en el escenario. En la vida me he contenido más. Cuando interpretas a un personaje, en la ficción, eres libre. El personaje te arropa y, en ocasiones, puedo ser más yo que en la vida misma. Puedo ser más audaz. Pero sí, es cierto que he sido valiente. He dado muchos saltos al vacío y me siento tranquila por esa parte. También sé que mi amigo Al me llega en un momento de madurez en el que después de muchas reflexiones, miedos y prejuicios decido, como dice Juan Carlos, «ser verdadera», mostrar mi esencia y hacerlo público. Pero habría sido incapaz de hacerlo si no hubiese estado arropada por mi familia, que juega un papel fundamental. Cada uno, desde donde puede o sabe, está ahí, y eso es lo que más me fortalece.

Mi ambición artística ha sido siempre la de romper, no ocultar los sentimientos, sino revelarlos, pero siempre tratando de conseguir la mejor manera para que lleguen al público o a nuestra sociedad. Cuando tienes un trabajo en perspectiva puedes estudiarlo tú sola en casa, pero no se trata solo de estudiar el texto, sino de interpretarlo ahondando en él, implicándote emocionalmente para buscar los secretos escondidos del personaje. A veces siento la necesidad de buscar esas mismas estrategias para interpretarme a mí misma y no dejar que mi amigo Al se apodere de mí con tanta fuerza. Me encuentro en el escenario de la vida con una escena desconocida que ni la actriz protagonista ha estudiado. Inmersa en el conflicto que suponía revelar o no este secreto que ya todos sabéis, decidí dejarme ver.

Ser o no ser.

Yo elegí *ser* con mi familia al lado. No debemos ocultar nuestros sentimientos más profundos por miedo a las reacciones de los otros. No debemos esconderlos por temor a que nos victimicen o abandonen. Así llegó aquel momento del Brain Film Fest de Barcelona, 2022, celebrado en marzo. De ese año, sí. Ahora no miro el calendario, tampoco lo necesito para lo que quiero contar.

Un momento de una enorme solidaridad

La actriz Silvia Marsó me puso en contacto con el Brain Film Fest de Barcelona, un certamen internacional de cine dedicado al cerebro —qué ironía—, organizado por la Fundación Pasqual Maragall. Se les trasladó la propuesta de hacer público el drama que yo estaba viviendo. Eso conllevó todo lo demás. Fue muy difícil tomar la decisión. Cuando la Fundación Pasqual Maragall me invitó a hacerlo, me lo pensé mucho. Exponerse a la mirada ajena revelando tu situación es algo que no tiene marcha atrás, pero siempre le agradeceré ese contacto que me ha traído hoy hasta aquí. Dudé, porque el anonimato te protege. Dar la cara no sabes adónde te llevará. A que te señalen, a que te reconozcan por la calle y te pregunten cómo estás… Valoré todo lo que me esperaría, como la compasión que iba a recibir, la desaparición de muchos otros que se alejarían de mí, los que se acercarían de nuevo…

Después de comentarlo con mi familia y con otras personas cercanas, supe que no me asustaba aquella escena desconocida y que sería útil dar visibilidad a lo que significa esta enfermedad, una dolencia que siempre se mantiene en secreto y que a veces no es tan fácil de detectar. Dar la cara no solo me ayudaría a mí. También podía aportar algo más de reconocimiento a las personas que se dedican a cuidar de sus seres queridos con alzhéimer.

Me cuesta rememorar con detalle aquel momento de tanta solidaridad. Me subí al escenario y entoné mi discurso después de recibir el Premio Especial Jordi Solé Tura. Dije: «Esta es una enfermedad que deja sin ser a quien la sufre... Una enfermedad aún sin remedio, sin cura... Una enfermedad que se convierte en una larga agonía... Que poco a poco se come el cerebro escogido, hasta dejarlo vacío. Al principio, cuesta reconocer la enfermedad, no hay señales externas contundentes, pero poco a poco la persona se encuentra cada día en situaciones más difíciles y desconocidas, sobre todo si su profesión es la de actriz».

Sigo pensando lo mismo. Lo que sí recuerdo es la sensación de libertad conmigo misma después de albergar tantas dudas entre callar y darle voz a lo que me sucede, y también desde lo que queda de mi yo de hoy, que es bastante todavía. Me he dado cuenta de que el enorme impacto público de mi secreto también puede haber sido beneficioso para tantas y tantas familias que viven y sufren atrapadas por su amigo Al, personas que asisten impotentes al deterioro que produce esta enfermedad. *Sí, a veces hay que hablar de lo que queda escondido en la intimidad, abrirse e, incluso, honrarlo.* Que se hable, que no se quede encerrado en el dolor de las familias, porque, al final, ellas son las que llevan el peso más duro y difícil de sobrellevar.

El gran éxito de mi vida personal

Rebuscando en algunas entrevistas, me leo a mí misma para recordarme. En una lo dije y lo mantengo. Anunciar que tengo alzhéimer, valga la paradoja, ha sido el gran éxito de mi vida personal. Me siento feliz por la carrera profesional que he tenido. No tengo queja. Pero esto ha sido, además de inesperado y doloroso, un extraño éxito. Imaginé que decirlo por fin podía ayudar a las personas afectadas que tuvieran ocasión de escucharme y a mí misma.

No fue fácil mostrarme como tal ante toda la opinión pública. Le di muchas vueltas. Esta enfermedad queda muy escondida en el entorno familiar. No se cuenta con tanta facilidad como cuando se padece otra dolencia, a no ser que la persona sea alguien muy cercano. El alzhéimer suele quedarse en un ámbito muy íntimo.

Después de hablar y tratar con otros enfermos, familias y profesionales, te enteras mejor de todo el proceso, y sí, hay mucha gente que lo padece y sufre. Leo que, en España, cada año se diagnostican unos cuarenta mil nuevos casos, según la Sociedad Española de Neurología. Pero también hay que sumar que ocho de cada diez casos de alzhéimer leves están sin detectar. Esto es mucha gente, muchísima, a lo que hay que sumar el padecimiento de su entorno. Debemos tomar conciencia.

Cuando pensé en hacerlo público lo consulté antes con mi familia, sobre todo con mis hermanos, y me dijeron que hiciese lo que yo considerara porque siempre me apoyarían. Todos estuvimos de acuerdo. Creo que mi testimonio es una manera de normalizar la enfermedad, aunque hay que respetar el derecho de cada persona de decidir si quiere hacer público su diagnóstico. En mi caso, enfrentarme al reto de hacerlo público fue como abrir las ventanas para dejar que entrase aire fresco y salir a calle con la cabeza alta.

Sanador para mí y una ayuda para los demás

Hoy creo que fue una buena y útil decisión. No dejé de hablar del tema de forma pública, de hacer entrevistas... ¡No paré! Aunque el alzhéimer me ha encerrado en casa, también me ha hecho ser más creativa. Una creativa despistada. Durante estos meses he estado en boca de la gente y he recibido mucho cariño. Es muy reconfortante ver que ese público que te ha aplaudido en el teatro o te ha seguido en el cine y la televisión ahora también te sigue brindando reconocimiento. Estoy tremendamente agradecida a todos, conocidos y desconocidos. Esto de dar las gracias ya lo hacía antes por cualquier cosa, pero es que ahora me siento todavía más en deuda, porque mi amigo Al me hace más vulnerable.

Al hacerlo público, también me di cuenta de que como actriz sigo teniendo herramientas útiles para poder dar la cara en un escenario o donde sea. Vi claro que sería sanador para mí y una gran oportunidad para visibilizar la enfermedad que sufren tantísimas personas sin que haya un remedio curativo. Sé que esta enfermedad te lleva a un pozo de oscuridad y que acaba cayendo con todo el peso sobre las familias afectadas sin esperanza, por ahora.

Hoy estoy contenta de haber salido a esta otra escena. Mucha gente me ha dado las gracias. No ha sido en vano. Siempre estoy disponible para cualquier acción que ayude a comprender cómo nos sentimos los que la padecemos. Sobre todo, cuando todavía somos conscientes de adónde nos lleva. No pienso parar hasta que mi amigo Al se quede conmigo para siempre. Espero no darle jamás esa oportunidad. Llegaremos hasta ahí, porque a partir de ese instante ya no querré estar con él, aunque pueda tener destellos de reconocimiento y lucidez del entorno en el que me encuentro y de los rostros que me acompañan. Yo lo abandonaré antes. Hasta ahora todavía tengo recursos como actriz y puedo parecer muy normal, y creo que mucha gente no lo sospecharía. Además, tengo la habilidad de salvar las situaciones cuando meto la pata.

Mi última película: *Aquí, ahora*

Antes de aquel momento en el Brain Film Fest, me fui a Valencia un fin de semana para contarle personalmente a Claudia Pinto y a su familia lo que me pasaba. Nos recogieron a mí y a mi hijo Nico, y nos llevaron a un lugar delicioso en el campo, allí fue donde les expliqué lo que me estaba sucediendo. Cuando acabé mi discursito —una dramática y emocionante narración—, todos nos quedamos en silencio. Claudia se puso en pie, con una enorme fuerza interior que jamás olvidaré, y se marchó para aparecer al momento con una cámara. Me preguntó: «¿Lo filmamos? ¿Dejamos un rastro de todo esto?». Y yo dije: «¡Sí!». Así empezó la película documental sobre mi convivencia con mi amigo Al. Mi última película, *Aquí, ahora*. En una piscina con niños, risas, vida en plena potencia. ¡Pura vida! Me recuerdo observando a mi alrededor y notando en la piel la felicidad de lo que es vivir tranquila ese momento, ese instante, con la protección inteligente de la que yo llamo mi familia valenciana. Era como estar plenamente viva. Sabía que allí y entonces comenzaba mi último trabajo.

Y todavía la seguimos filmando. Cuando ella lo considera necesario, lo deja todo y me acompaña con una cámara y un equipo de mujeres espléndido. Y subrayo lo de mujeres porque a las técnicas les ha resultado complicado introducirse en el terreno cinematográfico. Hay que tener talento, pero también estar fuerte para llevar a cuestas el peso de las cámaras.

Claudia me dio una meta. Para mí, hacer esta película con ella es tener un objetivo en la vida. Yo cuando le digo «ven», ella lo deja todo. Es magnífica. Como todo empezó con su última película, Claudia conserva los fragmentos del rodaje donde yo no podía hablar. Además, ella tiene mi permiso para que sea ella quien decida, de acuerdo con mi familia, ponerle punto final. Sé que ella no va a dejar que me muestre delante de la cámara de cualquier forma. *Aquí, ahora* es un pacto de amor y amistad, un proceso creativo compartido y a corazón abierto. Lo mejor es que nos invita a vivir el presente. Es una película sin «corten» ni «acción». Mi último ejercicio sobre las tablas que tanto me ha motivado durante este tiempo.

Lo más difícil fue dar el paso y atreverse, porque solo estar delante de la cámara y mostrarme es una forma de mantenerme activa y dar rienda suelta a lo que tanto amo, mi profesión. Ha sido un acierto darme voz a mí misma, desnudarme totalmente y desnudar los prejuicios sobre la enfermedad. Ojalá que esta especie de documental pueda algún día ayudar a alguien. Tal vez en un futuro pueda ser útil a la ciencia o a las familias para darles voz y conseguir más visibilidad. Ojalá sea posible erradicar de una vez por todas la tragedia que vivimos sin esperanza de recuperación y sin olvidar (en toda la extensión de la palabra) a las familias que la sufren. A mí ya me ayuda el solo hecho de estar delante de la cámara y mostrarlo. Y haber escrito este libro contando algo tan difícilmente comprensible como es esta rareza de enfermedad. Me parece indispensable poder dejar un testimonio de esto, decir cómo es sufrirlo ahora, en este momento, para próximas generaciones.

Me he pasado toda la vida profesional buscando la verdad del personaje. Cómo no iba a ser fiel a la sociedad para seguir siendo sincera divulgando y ayudando a que se comprendiese una enfermedad que suele quedarse en la intimidad familiar y de la que se sabe tan poco... Hay muchos prejuicios alrededor del alzhéimer. Persiste el estigma de esta enfermedad en la mente de algunas personas y es necesaria cierta tolerancia. Creo que hay que respetar la individualidad, la dignidad del enfermo, con todo lo que implica esta dolencia, y sus derechos.

Con el apoyo de los míos lo hice público y seguiré practicando esta especie de activismo hasta que mi mente me deje. No me he arrepentido en ningún momento y me siento más libre que nunca. Ah, y no me molesta si alguien por la calle me para para hablarme de ello. Al contrario. ¡Trabajo realizado con éxito! ¿Cómo si no estaría escribiendo sobre este proceso y dando visibilidad a lo invisible? También confieso que si me encontrara ahora mismo con alguien en mi situación no sabría qué decirle. Sería bueno tener un compañero de viaje con el que compartir nuestras vivencias en el día a día y escuchar qué siente al saber que en algún momento dejará de ser él mismo. ¿Cómo quiere seguir? ¿Cómo se ve? ¿Cómo pasa el tiempo?

Fanática de la verdad

Sé que el alzhéimer me la ha jugado, pero estoy a bien con él. Esto me permite una cierta distancia y al mismo tiempo contar con una enorme experiencia. Si a lo que vivo ahora le añado lo que ya llevaba aprendido, me sale una suma muy potente. Es más, mientras voy desaprendiendo sigo aprendiendo mucho de mí misma y de los demás. Recuerdo que de pequeña hice algo que causó cierto temblor familiar. Lo siento, no sé muy bien de qué se trataba. Seguramente fue alguna disputa con una niña de la escuela. En cualquier caso, mentí y me metí en un buen lío. Pero sí recuerdo la lección del señor Josep Elias. Se resume en una frase: «No hay que esconder nunca la cabeza debajo del ala». Lo rememoro entre tinieblas, pero aquella frase se me quedó clavada para siempre. Esas palabras de mi padre, que forman parte de mi memoria lejana, siempre me han acompañado.

Mi obsesión con la verdad en la vida y en el escenario no es algo nuevo. Soy fanática de la verdad. Demasiado. Sé que puede causar mucho dolor, pero debemos saber gestionarlo. Siempre prefiero la verdad, por dura que sea. He sufrido y mucho por la ocultación que se me ha hecho en alguna importante ocasión... Tal vez de aquí se derive la razón de sacar a luz o dar visibilidad a mi amigo Al. Primero, revelándolo, y luego dejando un testimonio escrito. Qué curioso el vaivén de una memoria que en ocasiones me parece tan precisa y otras tan errática. También la gran traición está volviendo ahora mismo a mi mente. ¿Qué sería de nosotros, los humanos, sin las traiciones que nos envuelven en vida? Así somos a veces, seres inconscientes que viven en un limbo inexistente.

Prefiero la verdad siempre. La ocultación es de cobardes. Y os puedo asegurar de que he conocido a alguno, como el que se fue de mi vida sin decir adiós. Espero que a estas alturas haya aprendido la lección y, si no es así, es que no ha aprendido nada. Seguro que en algún momento también me he traicionado, he traicionado a otros y he sido cobarde. Pero mi falleciente memoria no me trae esos hechos a la cabeza. Estoy hablando de cosas serias, no de tonterías. Las mentirijillas a veces son imprescindibles, aunque no es el género que más me gusta interpretar. La búsqueda de la verdad en el escenario y en la vida ha sido mi misión. Claro que eso no se aprende de cualquier forma. Hay que ponerle… lo que hay que ponerle. Bueno, digamos que hay que echarle valor. Pero no os preocupéis, que esto también se aprende.

4

A los míos y a mi

VOCACIÓN

Escribir un libro de memorias mientras la mía se desvanece es arriesgado. Aun así, siento la tentación de hacerlo. Amo la palabra escrita. Siempre me ha gustado y la he saboreado como intérprete. Soy actriz de profesión y, lo que es más importante, de vocación. Diagnosticada como *alzheimérica*, nada que ver con el descubrimiento de América... ¿O sí?

Hoy trato de escribir. Mientras mi memoria se desvanece quiero ir despidiéndome de ella, repasar todo ese trayecto que me ha traído hasta aquí, e instalarme cada día más en el aquí y el ahora, ya que estoy en una etapa en la que todos los días tengo nuevas sorpresas. La fecha que veo es correcta y está comprobada. Me dice el ordenador que es miércoles, pero sé que dentro de un momento me estaré preguntando qué día es hoy. Y, como siempre, me contestaré que siempre es domingo, cantando aquella canción de Gelu, para luego ir corriendo a consultar el calendario y darme cuenta de que no, no es domingo. La de veces que soy capaz de mirar el calendario y de sorprenderme por algo que sospecho ya haber visto antes…

Aquellos recuerdos de infancia

Mi hermano mayor, Josep Maria, tenía año y medio cuando yo nací con prisas, no mías, sino de la comadrona que asistía a mi madre en el parto. Quiso acabar cuanto antes y mamá siempre recordaba de mi nacimiento lo mucho que la hicieron correr. Esta anécdota se me quedó grabada. Soy de una generación de raíces muy catalanas. Mi primera maestra, doña Maria, nos daba clases en una escuela de mi calle. Una escuela que, en realidad, era parte de su casa. Ella me enseñó el catalán cuando teníamos al dictador Francisco Franco en el poder y todo era obligatorio en castellano. La valiente doña Maria nos hacía leer en voz alta y yo disfrutaba siempre que me tocaba leer para toda la clase. Por mucho que me encantase recitar poemas o hablar en voz alta, por entonces no sabía que quería ser actriz.

En sus ratos libres, la buena doña Maria también pasaba por mi casa a darle clases particulares a Josep Maria, mi hermano mayor. Por culpa de la poliomielitis que tuvo a los tres años —una terrible enfermedad para la que entonces no había vacuna—, mi hermano no podía desplazarse para seguir el día a día de la escuela. La polio le afectó las piernas y los brazos. Sobrevivió de milagro. Mi hermano pequeño Joan tenía solo nueve meses. En mi casa todo giraba en torno a la enfermedad de Josep Maria. Fue una época dolorosa porque, además, tuvo que someterse a muchas operaciones. Me recuerdo tratando de llamar la atención de los niños del barrio para que se acercasen al portal de mi casa y que mi hermano tuviese compañía. Veo dejar a Josep Maria interno en un hospital a las afueras de Barcelona, con mamá llorando y él también. Confieso que yo, a pesar de ser una niña, habría deseado ser la que se quedase. Eso me parecía mejor que volver a casa. Estos sí son recuerdos demasiado lejanos para mí, que se asoman borrosos. Me emociona pensar en él.

Josep Maria es mi héroe, un ejemplo de fortaleza, inteligencia y disciplina. Recuerdo que mis abuelos construyeron en la panadería que regentaban una pequeña piscina, donde todos los días mi padre llevaba a mi hermano a hacer ejercicios en el agua y a seguir con los tratamientos de rehabilitación. Perseverante como el que más, nunca le he oído quejarse y siempre que la vida me ha puesto a prueba, me ha escuchado con paciencia y me ha aconsejado con sabiduría. Él estudió una carrera, consiguió un empleo importante, ha formado una familia y tiene una hija maravillosa. Ahora, ya retirado, sabe cómo ocupar su tiempo, cultivar su inteligencia y seguir tan sereno. Eso está dentro de mí, en mi memoria íntima, y me ayuda a mantenerme firme.

Su ejemplo de vida es muy grande. Jamás le he escuchado lamentarse; nunca pide, sino que resuelve las cosas. Fue mi paño de lágrimas en momentos difíciles. Él no lo sabe, pero cuando siento que caigo en el abismo, su lección de vida me ayuda y me da fuerzas para seguir adelante, al menos así será hasta que mi mente me lo permita. Josep Maria, sé que no eres consciente de lo mucho que me has enseñado con tu actitud y tu forma de aceptar lo trágica que puede ser la vida.

¿Cómo voy yo a quejarme ahora?

Escribir sobre Josep Maria me acerca inevitablemente a Joan, mi hermano pequeño. Un hombre inteligente y sólido, el puntal de la familia. Un gran dibujante sin ejercer y un gran fotógrafo, su pasión hoy en día. Porque Joan, economista y autor de diversos libros, también se ha retirado. Que ya vamos todos teniendo una edad... Y sigue al lado de Maribel, una compañera de vida extraordinaria, activa e inteligente, que ha demostrado valor también en las situaciones más difíciles, y las de sus dos hijos. Joan siempre se ha ocupado de todos nosotros con una generosidad enorme, discreta y sincera. Yo lo llamo «el guardián de la familia». Ahora se está ocupando muy especialmente de mí debido a la trágica enfermedad que nubla esta última etapa de mi vida.

Joan es el que me cuida con mayor cercanía, me acompaña a las visitas médicas, lleva mi agenda, me aconseja y lo hace con una paciencia de santo, pues yo soy bastante pesada y mandona, pero él es muy templado y sabe frenar sin ofender y dirigir sin mandar. ¿Cómo lo hace? Con calma y sentido común. A él me pliego. Yo soy como una máquina de sensibilidad y tozudez. Lo reconozco. Intento evitarlo, pero mucho le debo a esa maldita búsqueda de la perfección que me ha paralizado en tantas ocasiones y que me persigue hasta aquí... Pase lo que pase, ahí está Joan. Para lo que haga falta.

Y luego está mi hijo Nico, el amor más grande de mi vida, que llegó a casa con solo tres añitos, el que me ha regalado la experiencia del amor sin freno, un amor incondicional, un amor para siempre; el que me ha mostrado la fortaleza en las situaciones más límites y a vivir la vida de una forma muy distinta... Nico es la persona que más me ha enseñado sobre el amor, sobre lo que es amar y dar. Él es el faro que alumbra esta difícil etapa que estoy atravesando, él mantiene mi corazón lleno de amor.

Dicho esto, sobre los míos, voy a intentar seguir con mi relato.

Después de doña Maria y de una academia en la que no encajé, fui a las escolapias. Supuestamente, acudir allí era lo más adecuado para una chica aspirante a mujer. Con las monjas se creía que todas recibíamos la mejor preparación. Aunque para mis padres no era lo más barato. Sé que mi familia hizo un gran esfuerzo para que yo fuera a aquel centro a aprender a rezar, a leer cosas religiosas y a convertirme en una adolescente como debía ser. Ah, y a estudiar, claro.

Aunque me juntaba con el grupito de traviesas, siempre me he visto como una niña tímida y moderada. Lo admito: iba de buena, pero me gustaban las atrevidillas. En las escolapias hice mis primeras amistades femeninas y me adentré en la religión católica. Las demandas religiosas estaban siempre muy presentes, pues aquel lugar era también un vivero de futuras monjas. Yo deseaba cumplir esas demandas, creía en Dios, y las escolapias alentaban en nosotras el deseo de pureza, el respeto y la contención, nos hacían aprender a dominar los sentimientos. Naturalmente, también había alguna monja moderna a la que admirábamos y otras alumnas que iban para monjas. Este último no era mi caso... Quién me iba a decir a mí que me convertiría en una actriz con un Premio Goya, un Gaudí de Honor y... ¡de todo! ¡Incluso que me alzaría con un alzhéimer! Lo que sea para llamar la atención.

Al hilo de lo que cuento, aparece ante mis ojos una anécdota graciosa. En mi escalera, vivía un representante de músicos. Recuerdo a algunos, pero podría equivocarme, así que dejemos a las estrellas en su firmamento y pasemos al relato. Yo tenía más o menos controladas las entradas y salidas del tal representante, y cuando le oía bajar me situaba en el vestíbulo de mi casa y empezaba a cantar las canciones que me salían bien. Las canciones de los ya mencionados, sumadas a las de Gelu, Guillermina Motta, Maria del Mar Bonet, Paco Ibáñez y un largo etcétera. Lo hacía para que aquel hombre, al pasar por delante de casa, me escuchara y me descubriera. Nunca pasó, pero yo lo intenté.

Nuestro pequeño mundo: cercano y seguro

Me acostumbré a tratar con el público desde muy pequeña, lo que guarda relación con el destino familiar. Mi padre, Josep, tenía que haber sido panadero, pues mi abuelo era el dueño del horno de nuestro barrio, en el Clot. Se trataba del Forn Elias, un próspero y seguro negocio que, según la tradición catalana del *hereu*, le tocaba gestionar en el futuro. Pero no fue así. El asma le alejó de un futuro que fue a parar a las manos, también entrenadas, de su hermano pequeño. Así que me quedé sin ser panadera... Tantas décadas después, el Forn Elias todavía sigue activo bajo la dirección de mi prima Anna, con el mismo amor por el oficio, y con merecidos premios ganados por su talentoso hijo.

Aquel lugar también significó mucho para mi madre. Ella vivía muy cerca del horno familiar y parece que las miraditas entre el apuesto y futuro panadero y ella, una hermosa joven, eran muy potentes. Cuando pasaba por delante del horno, a Conchita el corazón le daba saltos. ¡Quién no conoce esa sensación! Mis padres ya se habían casado cuando mis abuelos paternos le consiguieron a mi padre una pequeñísima tienda de mercería y perfumería, en la calle Rogent. Su destino sí era ese. Con el tiempo, el matrimonio convirtió la tienda en un fructífero negocio, y mi padre, voluntarioso, seguía colaborando en el horno familiar. ¡Teníamos que vivir! Así que, en ese lugar, rodeada de olores, cintas, hilos y puntillas, empezó mi trato y entrenamiento con el público.

La mercería era diminuta y formaba parte de nuestra casa. Mis hermanos Josep Maria y Joan me acompañaban muy bien —y lo siguen haciendo—. Los dos compartían habitación y, afortunada yo, que soy la del medio, tenía una habitación propia, como diría Virginia Woolf. Recuerdo, además de las habitaciones, el comedor y la cocina, un hermoso jardín trasero que era nuestro espacio de juegos, aunque también salíamos mucho a la calle. En aquella época, jugar en la calle con despreocupación era lo más habitual en nuestro barrio, también era frecuente que los núcleos familiares vivieran cerca con algunas excepciones. Todos éramos vecinos y conocidos, todos nos vigilábamos y todo lo que nos rodeaba era nuestro.

Así funcionaba nuestro pequeño mundo. Era un espacio cercano y seguro. Los sábados por la tarde veía con mis hermanos las películas del Oeste en un bar que regentaban unos conocidos, porque todavía no teníamos tele en casa. Mi pasión por el wéstern empezó allí y sigue intacta. Tierras lejanas, vidas que buscan asentamiento, pistoleros enamorando a mujeres fuertes y atacando a los indios que, entonces, para nosotros, eran los malos... A pesar de algunos mensajes controvertidos, me siguen gustando los clásicos y me divierto con los nuevos.

Nuestro mundo también se ampliaba un poco. Los domingos y durante las vacaciones salíamos del barrio para ir a Vilassar de Dalt, donde nos quedábamos en la torre de la *tieta* Lola y del *tiet* Lluch. Nos querían como los hijos que no pudieron tener y sé que fueron de gran ayuda para mis padres, que trabajaban sin parar en la mercería. Tampoco sería justa si no mencionase a la *tieta* Pepi, una de las dos hermanas de mi madre que se quedó viuda porque la Guerra Civil le arrebató a su marido. Era demasiado joven para morir tan pronto. Aquello fue una gran tragedia para ella, aunque mucho, mucho más tarde, aceptó un matrimonio que acabó en fracaso. Él buscaba una criada, no una esposa. Ella quería compañía y ser feliz. Desdichada generación...

Mientras hago este difícil ejercicio de recordar, la mente me lleva también a la casa del *tiet* Silvestre, hermano de mi madre, donde yo iba a pasar algunos sábados con mis primos, y me lleva también hasta la imagen de otros niños del barrio. Recuerdo a Manel, un chico guapo con una historia muy dura que me tenía fascinada. Para mí, siendo yo una adolescente, Manel era la viva imagen del hombre ideal y, aunque desapareció de mi vida, no le he olvidado. También pienso en la Rosó, un nombre hermoso que ya no se lleva y cuyo abuelo tenía una barbería al lado de nuestra tienda; o en Xavier, que vivía enfrente de casa, y en muchos más... ¿Qué habrá sido de ellos?

El valor de una familia muy unida

La familia ha sido muy poderosa en mi entorno y lo sigue siendo. Una magnífica y muy unida familia, muy a la catalana. Cuando yo era pequeña vivíamos todos en el mismo barrio, y aquello era una especie de red de ayuda mutua: abuelos, tíos, primos... Vivir cerca hacía que el trato fuese estrecho, sano y útil. Todos teníamos cuidado de todos. A eso me refiero. Hoy, pese a la distancia física, seguimos teniendo un contacto permanente. Sabemos qué nos pasa y cómo ha pasado. Y de vez en cuando algún acontecimiento familiar nos reúne. ¡Bonita familia! Familia que ahora observa, acompaña y cuida discretamente a la savia nueva, a los que ya están en la plenitud del vivir y que nos enseñan a seguir evolucionando y a entender sin evitar los diferentes puntos de vista y opiniones. Que los hay, ¡claro! Bienvenidos sean. Estamos vivos y estamos aquí para aprender a *ser*.

Recientemente, asistí a un encuentro familiar organizado magistralmente. Yo me quedé sentada durante mucho tiempo, mirándolos a todos ellos: hermanos, primos, sobrinos mayores y más pequeños... Todos reunidos, llenos de vida, compartiendo los dulces preparados por mi prima Anna y su hijo Enric. Además, el buen hacer de mi cuñada Maribel, no solo en la vida, sino también en la cocina, terminó convirtiendo aquel encuentro en una bacanal *gourmet*. No encuentro otra palabra mejor para definir aquella reunión, aparte del placer de estar todos juntos. Se me caen las lágrimas al recordar a los que ya no están con nosotros. Durante aquel momento, fui feliz. Creo que lo fuimos todos. De alguna forma, esa fiesta fue una manera de rememorar aquella cercanía vivida también en la infancia.

El teatro de aficionados que despertó mis sueños

Cerca de casa se encontraba el Teatro Escuela Enrique Borrás (TEEB), un teatro de aficionados que funcionaba bajo la batuta de Ramon Balcells. Un gran hombre, amante del género, que dedicaba su tiempo libre a la dirección. El señor Balcells me enseñó a estar sobre un escenario. Lo recuerdo con devoción. Era el año 1967, quizás 1965. Nos juntábamos un grupo de personas de todas las generaciones para ensayar por las noches, después de los quehaceres de cada uno. En la Cataluña de aquel momento había muchísimos teatros de aficionados. Creo que fue un milagro que mis padres me permitieran ir, porque era muy joven y los ensayos eran nocturnos. ¡Quién podía imaginar que aquello despertaría un enorme sueño en mi interior!

Además, nunca fui buena estudiante. Siempre creía que aprobaba por mi simpatía o por suerte. Fallar en los estudios me causaba vergüenza, me desesperaba, y me protegía alejándome de los demás. Sentía un enorme complejo de inculta y los exámenes me aterraban. Aquella sensación no tenía nada que ver con la emoción que me causaba actuar. Cuando subí al escenario por primera vez en aquel teatro de aficionados, supe que aquello era lo que quería hacer realmente. Emocionada, segura, sin complejos. Así me sentía yo. Ser actriz era lo único que podía hacerme feliz. Mis padres consintieron un primer paso que ya nunca pudieron parar.

El futuro me parecía incierto. Al principio mis padres no alentaban mi espíritu artístico. No les culpo. Sé que era por miedo a un mundo desconocido y, según ellos, lleno de peligros. Ellos me observaban y vigilaban mientras yo estaba descubriendo nuevos horizontes. En el fondo fueron valientes, porque terminaron respetando mis deseos, a pesar de que por entonces no era fácil ver cómo su hija optaba por una vida alejada de los valores de la época. La Carme de entonces se decía a sí misma que debía ser cuidadosa, mantenerse firme y estar en guardia para no dejarse arrastrar por lo que la envolvía. «Debo vivir a mi aire sin dejarme influenciar por nada ni por nadie», escribía. Ni prejuicios ni tabús. Entendía a mis padres y las circunstancias sociales, pero sin olvidarme de mí.

Una adrenalina maravillosa

En aquel grupo de teatro teníamos afición por la escena, pero también teníamos ganas de relacionarnos. Había un chico bastante vivido, bregado con la vida, como digo yo. Aquel chico me turbaba enormemente. Verle me hacía experimentar una adrenalina maravillosa. Él era bastante más mayor que yo y se notaba que sabía de qué iba la cosa... Pero no se acercó a mí por prudencia. Y es que yo era demasiado inocente y él lo respetó. Yo era de las que acudían a misa los domingos. Claro que ir a misa era más un acto social que otra cosa, porque a la salida se formaban corros, charlábamos... y así nos reuníamos. La verdad es que lo que me interesaba era ver a aquel chico, echarle una miradita o decirle un adiós imperceptible al salir de la iglesia. Siempre fui tremendamente tímida con los chicos, sobre todo si había uno que me gustaba. No sabía gestionar las emociones porque, además, tampoco nos enseñaban a hacerlo. La Iglesia tenía mucha influencia en nuestras vidas, y yo, en aquella época, rezaba con convicción.

Cuando ya se acercaba el estreno, venía el hombre de la censura que nos daba permiso para que el espectáculo que habíamos ensayado tan amorosamente viese la luz. Alguna vez hacíamos pequeñas y absurdas trampas para que la cosa colara. Era todo tan inocente… Pero también corríamos riesgos, como cuando estrenamos *Raíces*, una función del dramaturgo británico Arnold Wesker que a puntito estuvo de no pasar la censura, aquella que suprimía frases, escenas completas y obras en su totalidad, además de influir en la escenografía o el vestuario. También supimos representar textos importantes que molestaban al orden impuesto.

Cada día deseaba que llegara la noche para subirme al escenario. Allí arriba me sentía feliz y poderosa. Y también gracias a esta afición me surgió la oportunidad de hacer algunas cosas del hoy histórico radioteatro. Creo que me llamaron desde la dirección de los estudios de Ràdio Barcelona. Aunque no recuerdo cómo surgió la oportunidad… Aquello fue como tocar el cielo. Me sentaba al lado de aquellas voces tan famosas que escuchábamos en la radio de casa.

Por lo visto, lo hice bastante bien porque siguieron llamándome. En uno de mis diarios, encuentro anotaciones del año 1968 en las que reseño pruebas y grabaciones en Ràdio Barcelona. Tengo escritos, «¡fabulosos!», sobre una grabación y hasta muestro mi entusiasmo porque por uno de aquellos trabajos me pagaron ¡cien pesetas! Por lo visto, al director del teatro de aficionados no le hacían mucha gracia mis incursiones en la radio, aunque yo seguía comprometida con su teatro *amateur*. Allí nadie se planteaba que eso que hacíamos con tanta ilusión pudiera convertirse en una profesión o que llegásemos a ganarnos la vida, pero algo dentro de mí me decía que sin aquello no podría ser feliz.

Sartriana de por vida

Aunque era muy joven, sentía una enorme pasión por la lectura. Leía y leía a todas horas. Por aquella época ya me atrapó la filosofía de Jean-Paul Sartre, padre del existencialismo y fiel defensor de la autonomía y la independencia personal. Me volví sartriana de por vida. No sé si entendía muy bien el significado profundo de aquello que leía, pero al hacerlo algo se movía en mi interior. Los libros de Sartre —como *El ser y la nada* y otros tratados filosóficos— me acompañaban a todas partes. Veía lo que me rodeaba de otra manera, mi mirada era diferente y me sentía desconectada del mundo a mi alrededor.

Recupero un cuaderno de 1973 repleto de anotaciones. Cometí un sacrilegio en plena juventud: me compré una libreta de color amarillo. A los actores no nos gusta el amarillo porque la superstición dice que trae mala suerte. Pregúntale a cualquier actor que se precie y te dirá lo mismo. ¿Por qué? Según la leyenda, el dramaturgo francés Molière murió en el escenario vestido de amarillo. En realidad, él tenía tuberculosis y en un ataque de tos se le reventó una vena que le manchó de sangre la ropa amarilla. Murió días después. Igualmente, mal augurio. No debí comprarme este diario. Curiosamente, el cuaderno me recuerda hechos desagradables que sucedían en aquella época.

Mis inicios con Sartre coincidieron con mis comienzos en el mundo laboral. Primero entré a trabajar en un ente público. No sé a través de quién me llegó aquello, pero recuerdo que tenía que pasar una prueba. Me pareció tan fácil… No tuve problemas para que me aceptasen. Mi tarea consistía en ayudar a todo el que iba allí a rellenar papeles y, francamente, aprendí poca cosa. Luego vino mi empleo en un banco, donde trabajaba de recepcionista. El mío era un trabajo ornamental, pero tenía un buen sueldo e incluso había momentos en los que podía seguir a ratos con mi afición a la lectura.

He querido rescatar esta experiencia porque en esos ambientes contables fue donde descubrí a los verdaderos depredadores. Cerca, pero en la distancia. Estaba acostumbrada a que me tratasen de chica mona y sabía interpretar tan bien la inocencia que no pasé por ninguna situación complicada. Sabía hacerme la tonta. No tenía mucho más que hacer que poner mi mejor sonrisa y cara de no enterarme ante las pretensiones del jefe de personal. Ya ejercía de buena actriz, mientras algunas de mis compañeras eran llamadas a los despachos ocupados por el poder. Las puertas siempre se cerraban y luego se encendía la luz de «no molestar». Allí, claro, pasaban cosas. Este tipo de cosas me dejaban estupefacta. Yo era una niña de barrio y de familia sencilla. Nadie me contó nada, pero era tan evidente… Todo el mundo callaba, y yo también.

5

Una

CARRERA

contra todo pronóstico

Un día, siendo una adolescente, cogí un listín telefónico de la época —no sé si todavía existen en papel— y busqué dónde podía estudiar para ser actriz en Barcelona. Y allá fui. No se lo dije a nadie de la familia. Tenía muchas ganas de saber qué pasaba en aquel lugar. El Institut del Teatre marcó un antes y un después en mi vida. Cuando pude, inicié mis estudios allí. Durante un tiempo seguí trabajando en el banco por las mañanas y, por las tardes, acudía al Institut.

El primer curso fue una especie de transición hacia un cambio que, afortunadamente, me tocó vivir con la nueva dirección de Hermann Bonnín, estrenada en 1971. Con su entrada, aquel centro pasó a ser de un lugar llamémoslo convencional, a transformarse promoviendo el aprendizaje de nuevas técnicas teatrales. Bonnín lo revitalizó. Hacíamos muchísima expresión corporal con profesores tan relevantes como Albert Boadella, que fundaría la compañía Els Joglars, o con el escenógrafo y director Fabià Puigserver, más tarde creador y alma del Teatre Lliure. Hacían el teatro más moderno de Cataluña y me educaron. Se promovían grandes cosas y yo viví ese momento.

Hasta mi debut en el cine tuvo que ver con el teatro. Francesc Bellmunt preparaba una película, *La orgía* (1978), e iba proponiendo papeles a los compañeros del Institut. Mi intervención fue muy puntual, pero muy graciosa. Me tocó un papel que básicamente consistía en llegar y desnudarse. Era la época del destape, pero yo era muy tímida. Hice la escena pasando una vergüenza horrorosa. Pero creo que es una de las mejores. Luego me sentí orgullosa. La verdad es que no era lo mismo desnudarse en una película transgresora como esa, que aceptar otros trabajos a los que dije no. Yo quería ser una actriz que algún día pudiera recoger un premio... Siempre he tenido muy presente el sentido de la ética del actor. Lo aprendí estudiando y rodeándome de maestros que me han marcado.

En el Institut descubrí el compromiso del actor con lo que hace, con su acto artístico, con la sociedad. El actor tenía que ser un instrumento de servicio público. Entendí que un texto no solo es lo que hay escrito, sino todo lo que hay detrás, el mensaje que también envías políticamente con la actuación. Al Institut venían profesores de todo el mundo para hacer cursos, grandes nombres. Para mí, aquella etapa fue una experiencia extraordinaria y me involucré en espectáculos de compañías de teatro experimental. Como si lo reinventásemos todo. Sé que cuando eres tan joven crees que no paras de reinventar... Pero creo firmemente que fui capaz de cruzar varias fronteras, lo cual me abrió mucho los ojos. Aquello fue como despertar.

En el Institut sentí de nuevo que estaba donde tenía que estar. Si bien es cierto que me sentía un poco intimidada ante tanto universitario, intelectual y progre con barba. Yo me mantenía algo encerrada para que no descubrieran mi timidez, pero no dudaba: la interpretación era lo mío. Era mi espacio, sí, aunque también debo confesar la siguiente paradoja, la dualidad entre lo que deseaba y lo que me encontré: yo quería ser famosa y allí lo que hacíamos era teatro de denuncia, mucha improvisación y trabajo más corporal. Aprendí mucho, sin duda, pero esa gran contradicción que sentí nada más comenzar siempre me persiguió. Necesitaba pisar el escenario y ver al público.

En un escrito de 21 de junio de 1973, a mis veintidós años, me decía a mí misma:

> He estado trabajando hasta ahora, preparando los trabajos teóricos, escuchando música, estoy muy bien, pero SOLA, tendré que acostumbrarme... He vivido unos días tan intensos preparando *Ubú rey* [la obra de teatro satírica, precursora del surrealismo y del teatro del ab-

surdo de Alfred Jarry], que ahora es como si me quedase desnuda, como si hubiese parido. Parece mentira, pero he llegado a disfrutar tanto trabajando el *Ubú* que ni yo me lo acabo de creer. Lo he hecho actuando y como directora. El día de la representación, anteayer, fue FORMIDABLE. Creo que hacía tiempo que no me lo pasaba tan bien interpretando. Me acuerdo de que al principio eran horribles todas aquellas crisis... Lo habría dejado, tenía unas ganas tan grandes de irme a Ibiza para olvidarme de todo, de la gente de la escuela..., de TODO. Y ahora me siento tan diferente... Me sabe mal irme de la escuela. Me da miedo la incógnita de lo que haré, pero no me acobarda como sí me pasaba días atrás.

Tengo que sentirme motivada para trabajar porque me derrumbo demasiado deprisa y al principio las cosas pueden parecer imposibles de salvar. Desistiría... Nunca tengo ánimos de continuar. Este es mi fallo y no sé cómo corregirlo. Pero también es evidente que, a la larga, todo se arregla. Está claro que hay que tener una confianza infinita en uno mismo y que la confianza que una se brinda, te estimula y te ayuda a hacer cosas. Tengo una necesidad tan grande de HACER COSAS... Y no para disimular mi soledad —esta existe igual— sino al menos para paliarla.

Durante mis estudios de arte dramático me salieron muchos *fans*, pero los que me gustaban me daban miedo. Me abrumaban. Así que me acercaba a los que, en teoría, no me gustaban. En el Institut conocí a un antiguo alumno que trabajaba como creativo en una empresa publicitaria. A menudo él venía a recoger a su novia, una compañera mía de clase. Aquel chico era divertido, simpático, culto y muy cercano. Por entonces, yo me había instalado sola en el centro de Barcelona, en una buhardilla muy cerca de la catedral, para independizarme de mis padres. Así que pasó lo que tenía que pasar... y terminó siendo mi pareja. No solo eso. Joan Potau se convirtió en mi marido. Un gran compañero de vida mientras lo nuestro duró y también para después. Siempre fuimos grandes amigos. A pesar de que la enfermedad lo acompañó siempre, tenía en su cuerpo esa alegría de vivir, ¡la *joie de vivre*! Me cogía de la mano y me sacaba del pozo de intensidad que yo siempre experimentaba a todos los niveles. A riesgo de repetirme, confieso que he sido muy intensa durante toda mi vida. Pero de Joan y de mi amor por él ya os hablaré más adelante.

Mis comienzos en la televisión y en Madrid

Uno de los maestros del Institut era Antoni Chic, realizador de televisión que hacía muchos de los clásicos de *Estudio 1*. Aquel programa tan mítico se mantuvo muchos años en pantalla. Era un auténtico fenómeno de audiencia y proyección. Se trataba de obras de teatro y literarias representadas para la televisión y en las que trabajaban grandes nombres de la escena. Las protagonizaron actrices famosas que venían de Madrid a Barcelona y también, naturalmente, las de Barcelona, como Rosa Maria Sardà, Àngels Moll... Antoni vio alguna cosa en mí que otros no vieron y me puso a prueba. Empecé haciendo alguna frase como criada, del tipo «¡la cena está servida!», y luego acabó dándome papeles protagonistas.

Por aquella época todavía no existía la televisión catalana, en la que tanto trabajaría en el futuro. Con Antoni aprendí a rodar delante de tres cámaras simultáneamente, empecé en la televisión de su mano, y eso me dio tablas. Nunca le estaré lo bastante agradecida. Tierra, cielo o infierno, me da igual, no te he olvidado, mi querido maestro. Gracias, estés donde estés. Siempre sonrío cuando te pienso. Aunque probablemente más pronto que tarde te olvidaré, eres otro de los que me gustaría encontrar en el más allá. Lástima, no creo en el más allá y, si creyese, ¿quién me garantiza que me devolverían mi memoria?

Al acabar el Institut entré en la Compañía Àngel Guimerà del Teatro Nacional de Barcelona. Necesitaban chicas para una frase o dos, y me escogieron para formar parte del coro de la obra *Las troyanas* de Eurípides. Se necesitaban jóvenes como yo, y con suerte tenías una frase. Yo fui una afortunada. Esteve Polls era su director y poco a poco me dio más protagonismo. Él fue maestro de actrices como Núria Espert y dirigió en los cincuenta la primera obra en catalán aprobada por la censura franquista. Su compañía fue a Madrid, y yo también, con el resto de las *catalanas*. Así nos llamaban a las que procedíamos de Barcelona. Alquilé una habitación en Madrid y comenzó un nuevo mundo para mí. Qué época tan feliz...

Nunca olvidaré las noches en el bar del Teatro María Guerrero —el Mari Guerri, lo llamábamos—. Aunque no las recuerdo con precisión, sé que bajabas las escaleras y te encontrabas con un bar de copas abierto hasta altas horas de la madrugada. Allí se reunían los grandes nombres después de las funciones. Escuchabas anécdotas tronchantes ya en la segunda copa, pero también eras testigo de los enfados por los fallos sufridos. Y venga a darle vueltas a lo que había salido mal en el escenario... Los comentarios eran cada vez más hilarantes cuando el alcohol se acumulaba. Las que teníamos una o dos frases nos juntábamos y veíamos a los actores famosos. Todas soñábamos con ser como ellos algún día.

Tiempo después, Antoni Chic, el escritor Terenci Moix —como guionista— y el actor Enric Majó me incorporaron a una serie que se llamaba *Mare i fill, societat limitada* (*Madre e hijo, sociedad limitada*, 1980), que protagonizaban Majó y la divertidísima Mary Santpere. Cuando trato de rememorar esa época, sé que tuve suerte de que creyesen en mí. En 1981, mi papel de Marta, en *Terra baixa (Tierra baja)*, con el mismo Majó en el Teatre Poliorama fue un gran éxito. Este drama rural, un clásico del teatro catalán, se mantuvo en cartel muchísimo tiempo, pero yo menos. Fue por voluntad propia. Por voluntad... y por una nueva ilusión. No me lo perdonaron, y lo comprendo.

Me permito hacer un inciso. Entre los papeles personales que acumulo, he encontrado una carta para Terenci Moix. No se la mandé nunca.

Terenci:

Recuerdo con vaguedad a la gran Núria Espert y a tu adorada Sara Montiel, en una fiesta en vuestra casa, que iban y venían por el pasillo con una estatua de la diosa Osiris. Recuerdo también cómo me susurrabas al oído: «¿Ya le has dado las gracias a... por la crítica que te ha hecho?». Deduzco que era el temible Segarra, que nunca apostó por mí. Yo me quedaba con la boca abierta, pues con mi pureza teatral, mi ingenuidad y timidez (a pesar de ser una mujer hecha y derecha), no sabía que a los críticos se les tenía que dar las gracias. Lo intenté, balbuceé no sé qué después de oírte. De hecho, a los críticos, no he sabido darles nunca las gracias (soy tímida y según como muy atrevida). El tiempo va borrando los hechos, solo queda la certeza que te otorga la sensación envuelta con el papel del recuerdo, de mi recuerdo.

Recuerdo aquel viaje a Egipto que hicimos Potau y yo según tu guía. Supimos dónde se tenía que ir a tomar el té, dónde debíamos ir para ver la puesta de sol, el templo de... Aquellos eran tus mitos y tu mitología. Nuestros caminos se separaron. Yo abandoné con valentía y con mucho dolor aquel barco lleno de riquezas, *Terra baixa,* mientras me llamaban voces con otra textura como si fuese el canto de una sirena. Dejé aquella obra de éxito en pleno éxito por *Luis y Virginia,* aquella película dirigida por Jaime Chávarri, pero sentí que era mi oportunidad. ¿Acaso existe algún camino sin dolor?

En cualquier caso, no te escribo para analizar los aciertos y los desaciertos, las razones, las justificaciones y los juicios de mi vida. Pero sí escribo esto para certificar que aquel momento de la vida en el que tuvimos a todos los dioses a nuestro favor fue uno de los más maravillosos y significativos que he vivido. Un antes y un después.

Gracias,

C.

Por aquella época, cuando me llamaban para hacer teatro yo quería hacer cine. Nunca me faltaban ofertas de trabajo y me permitía decir que no. Era la reina del no. El motivo es que pocas veces las ofertas estaban a la altura de mis aspiraciones. Me parecían poco relevantes y envidiaba la posición de otras. Tuve mi primer gran éxito a los treinta años. Me daba rabia, porque todo llegaba demasiado tarde y aunque todo lo que me sucedía era un sueño, hubiera deseado estar en el sitio de otra actriz que consiguió un personaje por el que yo luché (como tantas otras) y cuya repercusión sería más grande (que así fue). Vivirlo así tenía consecuencias sobre mí.

No lograr lo que deseaba me hacía sentir insegura en el escenario, a pesar de las muestras de admiración y de la reacción del público, tan positiva, con otros trabajos. En realidad, pensaba que no era lo suficiente buena. Imaginaos, tener éxitos y no disfrutarlos. No eran bastante para mí. La inseguridad también se traducía en parones de trabajo y escapadas a otras ciudades en busca de formación. Y, a veces, cuando por fin llegaba la oportunidad soñada, me entraba miedo, una emoción que yo disfrazaba de mil excusas, y aquella gran ocasión se me escapaba de las manos.

La televisión como trampolín

Sin olvidarme nunca del teatro, durante mis comienzos experimenté una gran popularidad gracias a mis intervenciones televisivas en *Estudio 1* y el fenómeno de Pedro Masó que fue *Anillos de oro* (1983). Con guion de Ana Diosdado, también protagonista junto con Imanol Arias, aquella serie de abogados se estrenó poco después de que se aprobase la ley del divorcio en España. Fue una apuesta revolucionaria, ya que se hablaba de temas que hasta entonces eran tabú, como el propio divorcio o el adulterio.

No sería la primera serie de los ochenta que trató de innovar en la televisión de la época. Tengo especial cariño por la también ficción de abogados *Turno de oficio* (1985-1987), en la que trabajé junto a los actores Juan Luis Galiardo y Juan Echanove, dirigidos por el magnífico Antonio Mercero, al que nunca he olvidado.

Mercero era un profesional muy potente, con un trato divertido y cercano. Trabajar con él era una delicia. Tenía las cosas muy claras, y así se lo transmitía a un equipo que también estaba a la altura del jefe. Y qué decir de Galiardo... Era un personaje en sí mismo. Yo lo tildaba de «conquistador» y él me llamaba «progre». Nos reíamos mucho juntos. Luego, te encontrabas a un Echanove que nos mostró su talento desde el primer día. Su personaje era deslumbrante, le reportó mucho éxito, y fue como el augurio de una vida profesional muy fructífera para él. Y, de repente, me veo en TVE sustituyendo a Pastora Vega, de la que más tarde fui una gran amiga, en el programa *Y, sin embargo, te quiero* (1984) y compartiendo con ella hermosos momentos en una serie de Alfonso Ungría, *Hasta luego, cocodrilo* (1992). ¡Qué grandes recuerdos!

Siempre me interesó estudiar y crecer como actriz. Ir a la raíz de todo. Hubo una época en la que ganaba dinero y, entre película y serie, me iba a Nueva York porque ahí tenía unos amigos que estaban becados en el Lee Strasberg Theatre and Film Institute, era una de las escuelas donde daban clase los maestros de los grandes actores que vemos en el cine de Hollywood.

Coger un avión y plantarse en Nueva York no era tan sencillo como ahora, pero sé que aquellos viajes valieron la pena. Asistía como oyente a los talleres para ver cómo se trabajaba en Estados Unidos. Lee Strasberg, antes de tener su propia escuela, impulsó «el método» en el Actors Studio. Este método busca no solo que investigues sobre el papel que vas a interpretar, sino también que aproveches tus propias experiencias para ello, que trabajes sobre ti misma. La implicación del actor es total. Esto es algo que siempre he defendido y que he ido trabajando a lo largo de mi trayectoria. Siempre he sido partidaria de mantener ese compromiso.

La oportunidad del papel que me valió el Goya

Guardo, todavía hoy, un recuerdo muy especial del trabajo que hice en la película *Camino* (2008). Fue muy intenso y su director, Javier Fesser, me acompañó en todo momento. Javier tiene una sensibilidad emocional tremenda que te ayuda a encontrar el punto que te desmonta en el momento preciso. Hicimos muy buen equipo y nos entendimos muy bien en ese rodaje. Yo había sido alumna de las escolapias y esa experiencia me ayudó mucho. *Camino* me sirvió, en parte, para rendir cuentas, fue mi oportunidad y la aproveché. Fue una experiencia muy importante. Todo era hondo y era de verdad. Fesser es un director magnífico que se mueve en coordenadas diferentes. A todo le pone una fuerte carga emocional que ayuda mucho y podía recurrir a él cuando le necesitaba. Hasta cuando me preparaba para el papel, Fesser lloraba conmigo.

Siempre había deseado tener un personaje tan potente. El papel que interpreté era el de una mujer con un enorme conflicto interno por sus convicciones, y también por ser la madre de una niña muy enferma a la que verdaderamente amaba. No resultó sencillo meterse en ese papel, pero también lo disfruté. El cine se me ha resistido algo más que la televisión o el teatro, donde he podido disponer de más papeles. Aunque no haya tenido mucha producción cinematográfica, al menos ha sido bastante exquisita. También he hecho cosas más ligeras, pero sobre todo películas que he sentido más profundas, como fue *Camino*. La ilusión por estar nominada al Goya y por conseguirlo finalmente resultó maravillosa.

Los premios son siempre bienvenidos. ¿A quién le amarga un dulce? Son el reconocimiento a un trabajo concreto, y esto siempre es gratificante. Darse cuenta de que has hecho sentir una emoción al público es muy reconfortante, te da fuerzas. Y en una profesión tan insegura como la mía significa, por un lado, visibilidad; por el otro, y con suerte, más ofertas de trabajo. Puede que apuesten por ti directamente, pero la mayoría de las veces compites con otras actrices. Sobre todo, al principio, cuando todavía estás escalando el Himalaya y no se te conoce demasiado. Los representantes son importantes, pues son los que están en contacto permanente con lo que se produce en la industria o con lo que se va a producir. Se supone que los que trabajan con los más grandes son los que necesitas cuando estás empezando, porque lo saben todo, pero esos, los que tienen a los más grandes, tienen en cola a los que también quieren serlo. El problema es que suelen estar tan ocupados con las primeras espadas que se ocupan menos de los aspirantes.

A veces hay que elegir entre ser cola de león o cabeza de ratón. Alguien me lo hizo plantear cuando yo era una *conquistadora* de puestos de trabajo. Os hablo desde la experiencia: me fui con un representante de los grandes y cometí un gran error. Vino la nada… No arriesgaba mi vida por ello, pero sí mi futuro. Después de algunos devaneos me quedé con otra persona que me parecía buena profesional y me dio resultado. Hoy, sin necesidad de ser ya representada, sigo recogiendo premios sin perder la ilusión. Como el que me han otorgado mientras escribo este libro. Recibir la llamada de un ministro para decirte que te dan la Medalla de Oro al Mérito a las Bellas Artes bien merece que, por fin, ponga todos los galardones a la vista en casa.

Mi hermano Joan siempre me lo dice. Habrá que presumir de premios.

Mi vocación ha sido un regalo

Ahondar en los personajes es como sumergirte profundamente en una parte desconocida de ti misma para encontrar en ella el manantial que necesitas para interpretarlos. Siempre es enriquecedor a nivel personal. Así lo he vivido gracias a los muchos maestros que me han acompañado en el camino. Me encantaría hacer una lista para que todos quedasen nombrados, pero no me siento capaz. La vida ha dado tantas vueltas… Algunos ya no están, otros han estado en momentos concretos y ciudades tan diferentes que mi memoria tampoco puede ser justa con todos ellos.

Ser actriz es como la vida, constantemente estás aprendiendo. Los personajes, los directores, los compañeros… Todos te enseñan cosas. Además, mi oficio no es solo aprender un texto y decirlo con convicción, con sentido común o con gracia, sino también con implicación personal. La actuación se alimenta de tus vivencias. Del teatro me gustaba tener la oportunidad de ensayar, dedicarle tiempo, estudiar, probar, relacionarme con la energía de los compañeros. Y el contacto con el público, cuya energía puedes sentir y escuchar sus silencios. Del cine, su propia magia, cosa que siempre me atrajo.

A estas alturas, si de algo me siento orgullosa es de lo que he logrado con mi profesión, el haber resistido muchas tentaciones —que no todas— y haber sido lo más fiel posible a mi manera de entender y ejecutar mi vocación de actriz. Contra todo pronóstico y sin que hubiese ningún antecedente familiar, ha sido fértil y rica en experiencias. Puedo echar la vista atrás con cierta serenidad. Esta vocación me ha enseñado mucho de mí misma y me ha regalado mucho más de lo que yo hubiera podido imaginar. Disciplina, implicación y presencia consciente han sido mis directrices antes de actuar. Y confiar. Y saber que todo es un misterio, que daré lo mejor que pueda de mí misma y que mañana lo volveré a intentar. Con los años, todo se va aceptando y encajando. El tiempo también ha hecho que aquello que entonces veía mal, ahora lo considere mejor. Sigo siendo exigente, pero he ido moldeando con los años mi espíritu crítico.

Imagino que nos pasa a casi todos los actores. Por mucho que una vez que dejemos de rodar o acabemos la función sigamos con nuestras vidas, algo queda. Todavía algunos de los personajes que he interpretado me salen y me sorprenden de vez en cuando. Surgen en las situaciones más imprevistas y de múltiples maneras: en forma de frase, con una imagen reveladora, con un pensamiento o al experimentar una emoción. Todos me han dejado una impronta sobre las pasiones, las virtudes y los defectos humanos. He *visto* penurias y alegrías, valentía y cobardía, esperanza y desesperación, esclavitud y libertad. Para mí, escuchar a los personajes era una forma de aprender. A través de la interpretación y de cada papel he sabido cómo convertir mi vida en un camino de luz y no de oscuridad. Los personajes se quedan dentro de ti y a veces salen en tu ayuda, al igual que las amistades verdaderas, aquellas que no se arredran ante nada ni ante una enfermedad sin retorno.

Ser actriz también me ha enseñado la fuerza que da el no traicionarse demasiado, aunque eso en alguna ocasión me hubiese creado algún que otro conflicto interno o pueda haber sido motivo de incomprensión por parte de algunas personas. Sí, hay trabajos que he rechazado por no sentirme mal conmigo misma, otros los he hecho por cuestiones económicas y de alguno me bajé del barco porque me atraía el canto de las sirenas como a Ulises. Desde aquí pido comprensión y excusas por si hubo daños colaterales. La perfección no existe; es una utopía, pero es interesante tratar de buscarla.

En cualquier caso, se lo debo todo a mi familia, empezando por mis padres, que me acompañaron siempre en mis pasos como actriz, aunque algo temerosos por desconocimiento y porque me alejaba de lo que ellos habían esperado de mí. Mi entorno familiar ha estado junto a mí siempre, como ahora, y eso es oro.

6

Sigo preguntándome

qué día es

HOY

Aunque pretendo seguir una rutina de actividades, no siempre lo consigo. Mi amigo Al tampoco ayuda, o quizás es que no soy muy obediente. O todo mezclado. Del blanco al negro hay muchos colores, pero sí sé que paso muchas horas en casa intentando conseguir un orden que nunca consigo con la firme esperanza de que lo voy a conseguir. Se acumula demasiado lastre a lo largo de los años... Creo que nos pasa a muchos. Supongo que, por lo mío, todavía mucho más. Debo empezar una cosa y terminarla. Trato de obligarme a hacerlo porque si la dejo a la mitad me cuesta un esfuerzo enorme resituarme.

Vivo muy encerrada y, curiosamente, muy a gusto. Vivo en Gràcia, un barrio con mucho encanto. Recuerdo los sustos que me daba Franc, el arquitecto que convirtió mi casa en lo que es: un espacio amplio, diáfano y vacío, una especie de *loft* neoyorquino. Sin alardes, pero elegante. Era justo lo que quería entonces y no sabía cuánto bien me iba a hacer hoy. Recientemente, le he dado las gracias por poder disfrutar de mi casa en este extraño y dramático momento de mi vida. Claro que entro y salgo, siempre me ha gustado la vida de barrio y encontrarme con la cotidianidad más auténtica. Pero es en el interior de mi casa donde me siento más segura.

Sin faltar a mis sesiones de pilates

Dentro de mi rutina, tengo días fijos de actividades en el exterior. Los martes y los jueves a las diez de la mañana es una hora reservada sin condiciones. Es mi tiempo de pilates. Hace años que practico esta disciplina. Pensándolo bien, la practico desde que a mi cuerpo ya no le apetecían las sesiones en gimnasios o piscinas. Siempre he hecho ejercicio consciente de que es sano para el cuerpo y la mente, aunque, en mi caso... La verdad es que en una vida tan poco ordenada como la mía siempre he encontrado la forma y el espacio para practicar alguna disciplina. He logrado vencer la pereza, que es la gran tentación contra la que hay que luchar, pero también la falta de sueño y la cantidad de viajes y movidas personales varias. Es lo que tiene un trabajo sin un horario fijo y con una ubicación tan cambiante. No recuerdo cómo entré en la práctica de pilates, pero sí sé que fui de las primeras de mi generación desde hace mucho. De todo hace ya mucho tiempo.

Encontré a la profesora perfecta, precisa, pero siempre con una sonrisa y amante de su profesión hasta la exageración. Ella sabe manejar nuestros cuerpos a su antojo —hablo en plural esta vez, porque somos varias las que lo practicamos con ella— y pedir sin exigir. La amamos y, como en cualquier deporte, cuando regresas a lo cotidiano tu autoestima está por las nubes. Aunque, en mi caso, eso no es una excepción, sino una constatación. Lo de estar en las nubes, digo. En cualquier caso, si la profe, que es maravillosa, detectase algún signo de peligro por mi parte, las dos tenemos un *pacto* y me avisará.

Pendiente de que todo esté en orden

También recibo visitas. Una de ellas es la vigilante de la medicación. Ella viene a casa, de momento, tres días a la semana para controlar la preparación e ingesta de los fármacos que tomo. Ella es una de las tantas profesionales responsables de organizar, vigilar y ayudar a iniciar el día a las personas dañadas por alguna enfermedad o discapacidad, venerables ancianos afectados por diversos diagnósticos o por la soledad. Cuando llega a mi casa, ya ha hecho parte de su ronda con sus otros usuarios, como ella nos llama. Se desvive preparando desayunos y limpiando culitos de cuerpos envejecidos o enfermos. Lo básico en mi caso es controlar que me haya tomado los medicamentos o evitar que me quede sin ellos. También que todo esté en orden, o sea, que no me haya pegado un tiro, por ejemplo. ¡Lo que haga falta! Cada caso es un mundo y cada uno con su caso.

Esta mujer es estupenda. Siempre acude con un estado de ánimo que es como aire fresco para alguien como yo. Mientras organiza mi medicación comprueba si he hecho bien los deberes, pues parece que ya no soy fiable en este aspecto. Soy olvidadiza...Reconozco que no leo los prospectos, confío en los médicos y en mi familia, representada por mi hermano Joan, que me vigila muy de cerca con todo el amor. Sé que la ingesta de medicamentos es lo más importante en la vida de los mayores. ¿Qué sería de las farmacéuticas sin nosotros? ¿Y qué sería de nosotros sin la Seguridad Social? Aunque también quiero que sepáis que no me considero una anciana...

En mi caso, los descuidos con Al son muy corrientes. Aunque casi nunca incumplo mi cometido, cuando sí me despisto me mira con cara de «ja, ja..., te he pillado» y me riñe. Yo la escucho siempre con una sonrisa, pues su dedicación y entrega al trabajo son admirables. Siempre le pregunto si quiere casarse conmigo, pero está muy unida a su marido y me da calabazas. Me cuenta cosas de su vida, yo de la mía, aunque tampoco compartimos demasiado tiempo en cada una de sus visitas. Eso sí, poco a poco la voy conociendo.

M. me produce una enorme admiración y ternura. Ejecuta su oficio con amor y también me ayuda en cosas más banales, e intuyo que, cuando la cosa vaya a más, acabará ocupándose de mi higiene diaria.

El primer día llegó disfrazada de enfermera: bata blanca, zapatillas blancas… En fin, como una enfermera. Yo, muy delicadamente, le pedí si era posible que el disfraz se lo pusiera en mi casa. Pues me da como apuro la visualización de lo mío en la comunidad y conmigo misma. Me siento como si estuviera enferma de verdad, o sea, más de lo que estoy, aunque… ¿Acaso no lo estoy? Bueno, ese es otro tema. Sea como sea, desde ese día viene supermona porque es muy coqueta y eficiente. Ha conquistado mi corazón y es la guardiana de mi cuerpo, y el disfraz lo utiliza solo para nosotras… Me acabo de dar cuenta de algo: he roto un tabú. Hoy soy oficialmente una anciana con alzhéimer. Nunca hasta ahora me había descrito así, quiero decir, como anciana. Creo que entre todos conseguirán que enferme de verdad…

Luego, ya en casa, a veces me atonto con la tele, conscientemente todavía, y en ella derramo parte de mi tiempo. Pero también salgo a la calle con Niva. Me encanta sacarla a pasear, más adelante me paseará ella a mí, y estoy segura de que me devolverá a casa. Me encuentro con ella en calles conocidas que por momentos empiezo a desconocer y sé que cuando el okupa de mi cerebro vaya ampliando su habitáculo esto va a avanzar a toda mecha..., o a retroceder, según se mire. Así que sé que mi perrita me cuidará.

Y mientras escribo esto me asalta un verso de Rubén Darío: «Cuando quiero llorar, no lloro, y a veces lloro sin querer».

Esa juventud, divino tesoro...

Reconozco que mientras intento relatar cómo es mi rutina con mi amigo Al, a veces entro en un estado de paralización o algo parecido. Porque ahora siento con más fuerza que quizás cuento cosas ya contadas. Y eso es algo que me pasa en mi vida diaria. Como lo noto, guardo silencio cuando hay más de una persona a mi alrededor. Esto es algo que ya había visto en mis mayores. «Paciencia —me digo—. No sirve de nada perder los nervios. Si es necesario, lloremos.» Ya sabéis que si ahora hablo en plural es porque somos dos. Él, mi amigo Al, y yo. Descarguemos, pero que sea en la intimidad.

Mis dudosas listas de la compra

Por suerte, sigo oficiando de ama de casa. Cocino todavía, y todavía me sale comestible. Voy al mercado, donde todo el mundo me trata muy bien porque empatiza conmigo. Aunque siempre, cuando llego a casa, me encuentro con piezas de algún alimento que no está en condiciones óptimas (putrefacto, sí). Es algo que me pone enferma (en otro sentido). No sé si ya he comentado que mi mayor defecto es la búsqueda de la perfección. Y eso es como jugar al ratón que pilla al gato. Imposible ¿verdad? La perfección no existe y si existiese, la vida sería insoportable. Lo sé. Pero lo peor es cuando me doy cuenta de que a pesar de llevar la lista de la compra, he comprado lo que yo sabía que no tenía que comprar, que NO está en la lista. Esta semana tengo tanto material patatero en casa que podría montar una fiesta a base de tortillas de patata. Entonces es cuando me río de mí misma. Lástima que no sea caviar.

Lo de las listas tiene tela. Lo normal es ir apuntando lo que falta durante la semana y con esa lista, ya todo está listo para ir a comprar. Pues cada vez que me dispongo a hacer la compra parece que me inspiro y que me repito. Voy con la lista en la mano o en el bolso, con cuidado, ciñéndome a ella y, a pesar de todo, caigo en mi propia trampa. En casa, puede haber un montón de rollos de papel higiénico y nada de jabón, y puedo volver cargada de ellos… y sin jabón. O ir a comprar botellas de agua y cuando quiero guardarlas ver que no hay espacio en el armario de la cocina porque está lleno de botellas de agua, claro. Y así con tantas otras cosas.

¿Por qué me salto las listas? ¿Será que me creo más *lista*? Diría que es porque me veo a mí misma ante un vacío en el armario y en mi mente creo haber olvidado apuntarlo en la lista. Y como desconfío de mi memoria, desconfío también de ese pedacito de papel con instrucciones mientras me encuentro por los pasillos del supermercado de turno. Mi día a día es cómico y muy dramático. Tengo listas para casi todo. Me diréis que es normal, que nos pasa a todos... Yo, por mi parte, os puedo dar la razón, pero no es tan normal la extrañeza de que algunos de los productos de la lista de la compra no me resulten convincentes, desconfíe de mi lista y ya estemos como siempre... Llevando a casa cosas que se repiten o faltando en mi compra otras necesarias.

Uso el sentido del humor y aprendo a callar

En mi ejercer profesional he practicado más el drama que la comedia. Pero ahora mismo, como todo está mezclado en mi vida, cuando me doy cuenta y voy a ponerme intensa —intensa de llorar, aviso—, doy un giro musical y busco el humor. Soy como Julie Andrews en *Sonrisas y lágrimas* (1965). Y me tomo descansos, claro. La conciencia de lo que me está pasando la tengo aún y, en consecuencia, veo el camino que me obligará a recorrer mi amigo Al. Vuelvo a estremecerme solo con imaginarme los próximos pasos que vamos a dar. Una vez más deseo y quiero desaparecer del mapa en el momento oportuno. Cuando lo que llamamos conciencia ya no esté conmigo.

Ahora, además, estoy aprendiendo a callar siempre que somos más de tres. Gran aprendizaje. Porque pueden hablar de ayer o de antes de ayer y pierdo la continuidad de la conversación. Tiemblo cuando se me hace una pregunta directa e insospechada, ya que puedo quedarme en blanco o meter la pata. De momento, la actriz me salva. A veces me encuentro en situaciones comprometidas y lo paso mal, a pesar de que todos sepan que tengo alzhéimer. Me ha sucedido con algunas entrevistas en las que me ha costado recordar ciertos momentos de mi vida.

Cuando voy a actos en los que debo decir unas palabras, siempre llevo la chuleta en la mano y me siento más segura leyendo lo que he escrito. Eso sí, lo de escribir discursos ya lo tengo por la mano. Al principio me agobiaba, pero ahora lo disfruto. Esto es algo que también me pasa al escribir este libro, mezcla de memorias y testimonio personal. *Escribir es como rematar mi pasión por la palabra escrita y lo hago con toda la humildad posible.* Para mí, estar siempre en contacto con grandes autores ha sido una de las mejores adicciones de las que he disfrutado en la vida. Y creo que algo se va aprendiendo... Sin olvidar que desde que tuve uso de razón me convertí en una lectora incansable. Siempre había un libro en mi bolso que sacaba de él cuando disponía de tiempo. Más tarde ya llegaron los guiones y las obras de teatro y la lectura recreativa pasó a un segundo plano. Si miro atrás, me veo, jovencita, en todos los trayectos de transporte público con un libro en la mano y ¡no cualquiera! Los de grandes como Sartre —ya os dije que soy sartriana todavía hoy— y Camus eran algunos de ellos.

Para mí, ahora la escritura es un momento de concentración en el que puedo verme a mí misma desde esta situación que vivo. Todavía puedo hacerlo con mi propia mirada sin que mi amigo Al pueda jugarme una mala pasada. Que lo hace... Porque repito situaciones que ya he descrito, y cuando me doy cuenta me cuesta encontrar el hilo conductor. Y así empieza el lío.

Tareas diarias sin evitar despistes

Poco a poco voy jubilando armarios, desechando lo guardado infinitamente, como aquellos vestidos que me remiten a acontecimientos lejanos o no tan lejanos de lo que fue mi vida anterior: rodajes, obras de teatro, celebraciones, fiestas, entregas de premios... También me distraigo con frecuencia o encadeno muchas cosas y tengo que volver al principio. Rompo papeles, previa consulta a mi hermano Joan, mi cuidador oficial. Su saber estar es perfecto, menos mal que le tengo. Aunque tampoco puedo olvidar al resto de la familia que tiene conmigo, lo reconozco, una paciencia asombrosa e infinita.

En cuanto tengo la oportunidad, paso el aspirador con una pasión absoluta, y al hacerlo recuerdo a una lejana amistad que era feliz y muy cómica contándome cómo se divertía con su aspirador. Lo bueno es que parece que puedes limpiarte mientras limpias, porque al suelo también echo mis desechos. Es lo que tiene el trabajo doméstico.

Mi amigo Al hace que me cueste recordar el presente más inmediato, pero no tanto algunos hechos del pasado. Es más, me puede costar horrores acordarme de lo que hice ayer o hace apenas un instante. Todavía hoy me resulta curioso el vaivén de mi memoria: unas veces me parece muy precisa, y otras, tan errática… Cuando el okupa de mi cerebro vaya ampliando su habitáculo, esto va a avanzar a toda mecha o a retroceder, según se mire.

Eso sí, puedo olvidar muchas cosas, muchas, pero jamás olvido que tengo alzhéimer y contando esto me doy cuenta de que todavía estoy muy bien, porque me doy cuenta de que me doy cuenta… ¿Por qué mi amigo Al se aloja en mi cerebro? ¿Por qué en el mío? ¿Por qué yo? ¡El destino! Como aquellos navegantes que salían a descubrir el mundo sin saber qué encontrarían y si volverían sanos y salvos. ¡Qué valientes! En otro momento de mi vida, la palabra *compa-*

sión me habría irritado profundamente. Hoy la entiendo y no me ofende.

Buenas intenciones que duelen

A lo largo del día me pasan infinidad de cosas pequeñas, cosas casi imperceptibles que no sé definir (nombres que no recuerdo o palabras que estoy a punto de decir, pero no digo), y cuando lo intento las personas cercanas me dicen: «Bueno, eso también me pasa a mí». Pero no, no es lo mismo. Es muy doloroso cuando te lo dicen. Hablo de personas de mi generación que pretenden quitarle hierro al asunto. Sé que lo dicen con buena intención, pero duele. Porque al intentar quitarle importancia parecen tan inconscientes de lo que significa esta enfermedad que me provoca una muy bien disimulada agresividad.

Lo hacen para tratar de aliviarme y, aunque puedo comprenderlos, siento todo lo contrario. Esas cosillas imperceptibles nos pasan a todos, claro, pero yo estoy diagnosticada y sé adónde voy: a un lugar al que nadie querría ir. Es el infierno, el de verdad. Además, últimamente tengo que asegurarme a diario de qué día de la semana es. Lo hago muchas veces a lo largo del día. Como también mirar el reloj continuamente. Con tal de no descuidarme, tengo un montón de alarmas en el móvil para no olvidarme de las cosas que son prioritarias, como comer y medicarme cuando toca.

Ya no controlo lo de repetirme hasta el punto de que cuando acabo una frase me oigo a mí misma diciendo: «Ya te lo he dicho, ¿no?». Y también me repito al buscar con insistencia algo que no encuentro y de pronto no tengo ni idea de lo que estoy buscando. Cuando esto me pasa, intento relajarme y sigo con otra cosa porque sé que en algún momento o inmediatamente después volverá a mi mente *eso que estaba buscando*, y si no, adiós muy buenas.

Cocino (y me sale bien) para mí y para la familia, así que todavía son muchas las cosas de las que puedo disfrutar, porque ahora sí siento que doy más valor a las pequeñas o grandes cosas de la vida, cuando estás en activo ni siquiera te das cuenta. Y escribo… En casa, cuando escribo es cuando más disfruto. Qué gran momento de placer. A mi alrededor todo se queda callado, y somos mis manos y mi deteriorado cerebro trabajando al unísono y, como ya me conozco sus trampas, las del cerebro, no le hago ni caso. Sigo adelante sin prejuicios y sé que más tarde lo leeré y me toparé con errores, con cosas repetidas, que también corregiré. Y así, hasta el fin. El alzhéimer es perversamente sutil. Casi ni te das cuenta. Pero cuando te das cuenta es aterrador.

Teniendo en cuenta lo que me espera, también me gustaría dejar constancia de cómo soy para cuando ya no sea yo...

A veces me ahogo en un vaso de agua y otras veces puedo mover una montaña.

Soy seria, pero tengo mucho sentido del humor. Un humor a la catalana, que me recuerda a mi padre y también a mi madre. Claro que en el humor familiar me ganan mis hermanos. Papá era un guasón fino, fino... Este adjetivo que tanto me gusta me viene de Venezuela, de cuando rodé con Claudia *La distancia más larga*. Yo siempre que podía ayudaba a mis padres en la tienda. Papá era muy bromista y a las señoras, nuestro público mayoritario, les encantaba. Además de guasón, era un hombre alto, guapo, atractivo... ¡Un padre valiente! Mamá era preciosa, muy sensible y nada bromista, pero llevaba bien que su marido lo fuera. Los dos trabajaban a tope. Creo que tengo un toque de ambos.

Me gusta juguetear y, al mismo tiempo, soy muy dramática y profunda. Cuidado, que son dos cosas muy distintas. Esto me viene de fábrica, no del teatro. Pero reconozco que el teatro es un buen lugar para tomar como herramientas las experiencias de la vida, vividas lo más conscientemente posible, amasándolas muy bien, poniéndolas en el horno y convirtiéndolas en un provechoso material dramático. Se nota que mis abuelos paternos eran panaderos, ¿verdad?

Soy cuidadosa con mi aspecto. No me gusta maquillarme por costumbre. Me gusta ir con la cara lavada, pero con un poquito de trampa.

Me gusta el orden, que, por cierto, me cuesta mucho conservar. Cuando de adolescente me ponía a arreglar mi habitación temblaba la humanidad porque creaba un caos tremendo a mi alrededor. Este caos ya no es el mismo. Sí busco airear las estanterías. Pienso qué hacer con algunos libros de arte de gran tamaño y otros de teatro ruso con los que estudié métodos y papeles. Estos últimos ocupan un espacio en casa que me gustaría liberar.

He leído mucho, muchísimo... Y ya no leo tanto como antes. ¿Cómo hacerlo y conseguir continuidad? Leo poesía. Mi amigo Al me lo pone más fácil. Vuelvo a mis libros de la gran Sylvia Plath, una mujer herida de por vida que nunca dejó de cuestionarse. Y releo poemas de Gil de Biedma que encuentro entre apuntes pasados. «El miedo sobreviene en oleada, inmóvil», como dice uno de sus maravillosos versos pareciendo que hable de mí.

Las contradicciones me han acompañado siempre. A veces he sido poco flexible o demasiado intransigente conmigo misma. Me he encontrado muchas veces ante el dilema de escoger. Si acepto este trabajo que no me seduce tendré un sueldo, pero si no lo acepto, tal vez el que tanto deseo aparezca por fin y tenga otra oportunidad. Todos debemos elegir, pero yo lo planteaba como Hamlet y su «ser o no ser». La lección aprendida es que en la vida hay que ser algo osada y confiar en lo que pueda brindarte (y en una misma). No son cosas incompatibles.

A raíz de la enfermedad, también he descubierto que no soy remilgada y que me suelo adaptar a lo que toca con algunas excepciones puntuales.

Soy controladora, tozuda, exigente y puedo ser muy pesada, aunque intento contenerme. También soy muuuuuy sensible, demasiado, e insegura. Pero esto último, curiosamente, ahora menos. Tengo un defecto enorme: soy muy exigente conmigo misma. No me conformo con lo primero que encuentro, quiero ir más lejos, más y más lejos. A veces, eso me hace colapsar y levanta una barrera ante mí, porque puede que me obligue a cambiar una cosa que ya fluye. Es un problema, sí. Soy poco objetiva, porque siempre veo la imperfección, siempre pienso que lo podría hacer mejor. Ha sido mi gran defecto como actriz y a veces me ha hecho un poco de daño.

Sé que es cansado tratar conmigo, pues tengo opinión todavía y también sigo siendo terca. ¡Qué se le va a hacer! Para este personaje no me ha dado tiempo a estudiar el papel y cuando intento interpretarlo, la improvisación se me escapa de las manos. En ocasiones, consigo algún pequeño éxito, pero salir al escenario cual cantante a capela tiene sus riesgos. No siempre soy capaz de digerir la bola de dolor que llevo dentro.

Sobre la depresión y mi fragilidad

En cuanto a la sensibilidad, reconozco que puede ser buena para la interpretación, pero hay que saber ponerle freno en la vida porque te puede jugar malas pasadas. Tiempo atrás tuve que vérmelas con mis depresiones. ¿Fueron un anticipo de lo que hay ahora en mi mente? No se lo deseo a mi peor enemigo, aunque a estas alturas sé que el peor enemigo es uno mismo. A los malos te los creas tú. Bueno, no siempre. Seamos justos. Siempre me pregunto si aquellos terribles momentos depresivos eran un anticipo de lo que estaba por venir, es decir, de mi situación actual. Y deduzco que sí. Está claro que sí. Como veis, me resulta inevitable buscar respuestas a lo que me sucede.

La depresión te paraliza, te despoja de ti y vencerla supone un esfuerzo titánico. Me siento incapaz de describir cómo es el mundo de la depresión, pero me permito decir algunas cosas al respecto y lanzar algunas recomendaciones a quien se esté viendo arrollado por ella. Sé que si decides —de verdad— decir basta, tienes que ponerte en manos de un buen profesional con el que te sientas cómodo. Que lo tengas por aliado y, desde luego, confíes en él o en ella. Lo que se cuenta en la consulta es sagrado y los buenos profesionales jamás revelarán lo que tú les expliques. Nunca te traicionarán. Si cree que es necesario hablar con alguien de tu entorno, siempre pensando en ayudarte, lo hará solo con tu consentimiento. Te tiene que inspirar seguridad nada más conocerlo y te dará tiempo para que puedas abrirte.

Sé qué padecer una depresión te hace vivir con una sensación de fragilidad total, aquella que te impide enfrentarte al día a día. Tan solo muchísima fuerza de voluntad y las recomendaciones médicas —en el formato que sean— son capaces de aliviar tu estado para que puedas seguir caminando por la vida con mucho cuidado. Recuerda: eres tú quien necesita cuidarse. Una se plantea la medicación en esos duros momentos en los que la más férrea voluntad no tiene el poder de poder parar, frenar, suavizar las situaciones a las que enfrentarse y cuando te sientes como un kamikaze. Yo soy de las resistentes que va hasta el límite, pero a veces he sucumbido.

Yo estuve, como ahora, dispuesta a abrirme para hablar de mí misma con total libertad. Cuando sufres depresión, debes permitírtelo porque está en juego tu salud y la de los tuyos. De lo contrario, no conseguirás nada. ¿Qué siento ahora? Que mi amigo Al es fulminante. No hay lucha posible. Hay que asimilarlo tal cual. Está claro que fácil no es. Solo que ahora no estoy deprimida y no siento el mismo miedo que padecía con las depresiones. Qué raro es todo... Estoy cerca y lejos de mí.

Todo a la vez.

7

Del

(DES)AMOR

se aprende

He amado y he sido amada. Y sí, he abandonado y he sido abandonada. Y los ríos se han desbordado por haber llorado muchísimo por amor. Me he permitido vivir el amor cuando lo he sentido e incluso cuando me ha arrasado. Los recuerdos se van borrando y lo que queda es la certeza de lo que el amor significó para mí, de lo que aprendí sobre mí tras las decepciones: estar lista ante lo que viniese después. Di un paso adelante. Como ahora.

Retomo las anotaciones de uno de mis diarios. Necesito cierta inspiración, llamémosla, amorosa para hablar de mis sentimientos. Así comienza un cuaderno personal que abarca los años 1971 y 1972. Yo, con veinte años y tan sartriana... Esta era una de mis poesías secretas, dedicada a un amor no declarado. A alguien que no me veía cuando yo quería que sí me viese. ¿Quién debía ser? Lo sospecho.

Como la luz que se apaga y después vuelve a salir,
como el frío del invierno después de la claridad del verano,
como el día que amanece para volver a oscurecer,
esto eres tú para mí.
Yo soy esa rosa fresca
que muestra con alegría su esplendor.
Aquella rosa que admiras sin ver
y sin tocar dejas
escondiendo marchita su dolor.
Tú vas siguiendo tu camino,
yo voy siguiendo el mío,
pero muy de tarde en tarde,
en medio de tu caminar,
aquella rosa hermosa aparece
y tu paso debes detener.
La contemplas distraído y te vuelves a marchar
dejando allí la rosa
que guarda por ti su frescura,
confiada en que un día, cuando vuelvas a pasar,
comprendas que es tuya,
detengas tu caminar,
la cojas y ya no te vuelvas a marchar.

Aquí va otra:

Cuando todo ya se acaba,
cuando casi nada nos queda,

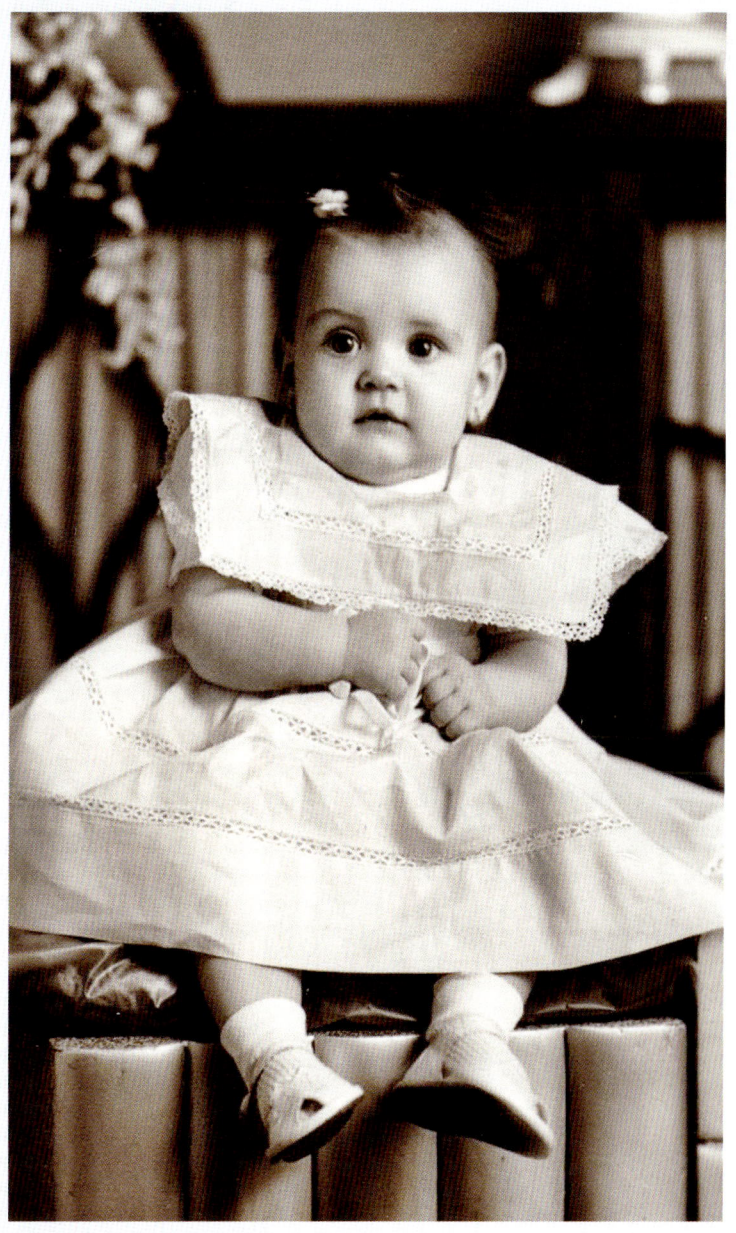

Maria del Carme, me llamaban. Al poco de nacer ya era una bebé que miraba, curiosa, al mundo.

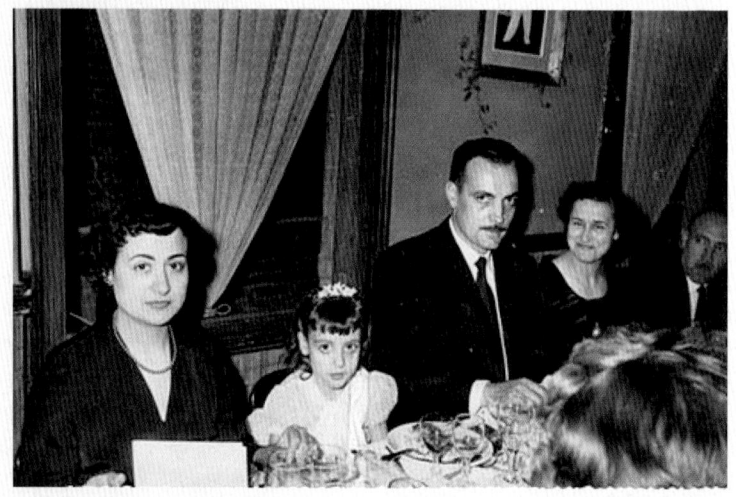

De niña, tan formal, acompañando a mis padres Josep y Conchita en la boda de un familiar.

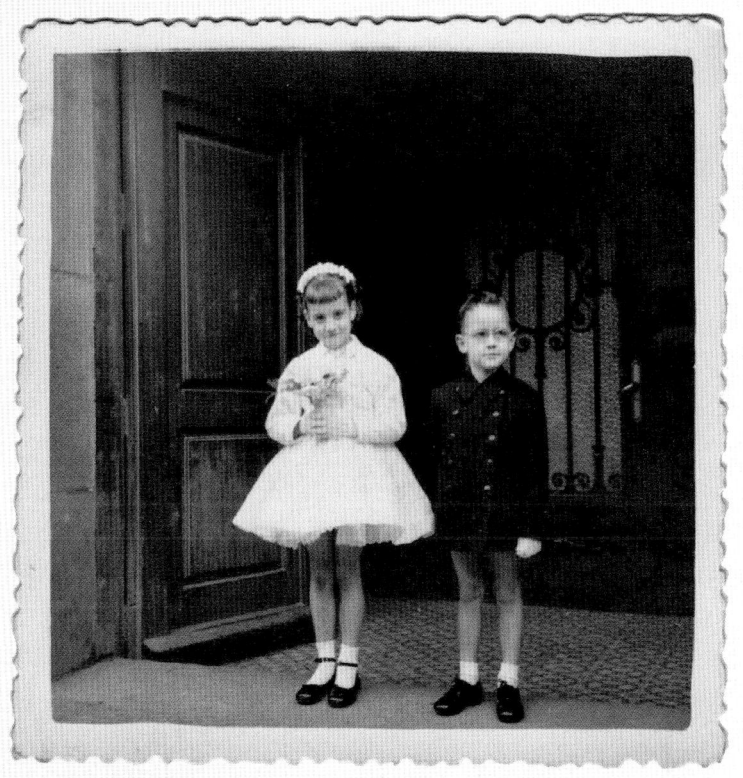

Yo con mi hermano pequeño Joan en Barcelona. Tan bien vestidos, no puedo evitar sonreír al mirarnos. Distan muchos años, pero ahí sigue, a mi lado.

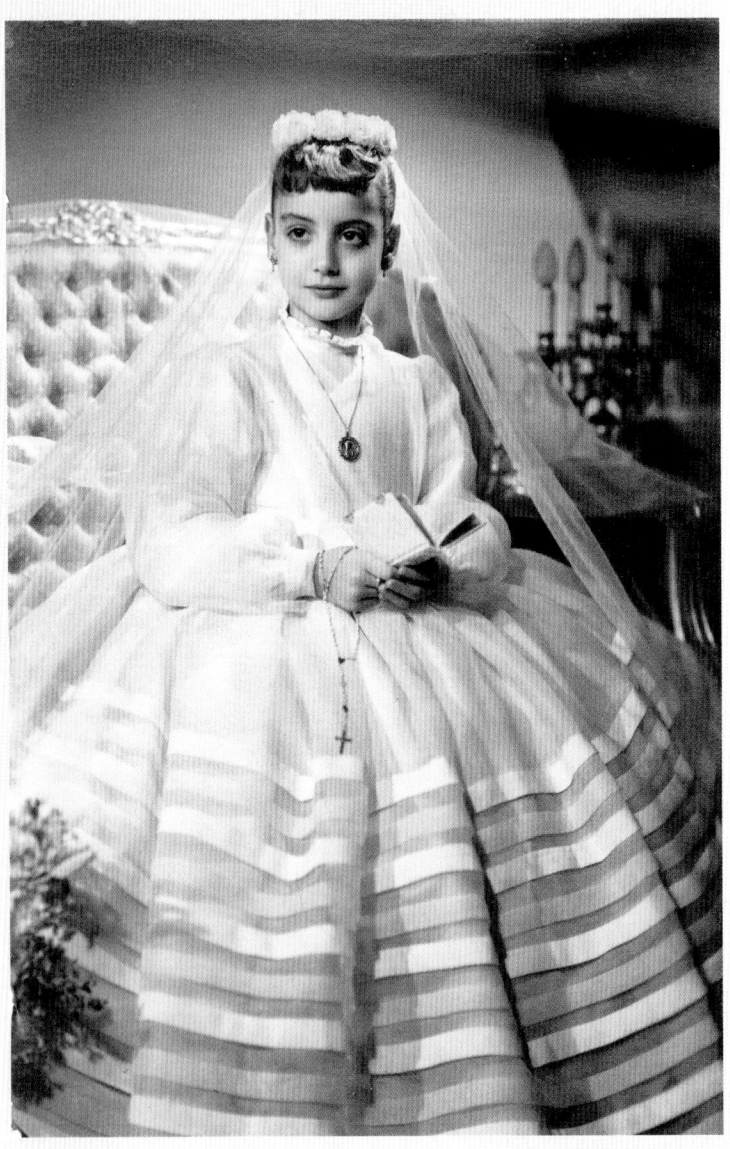

El segundo gran evento de mi infancia: la comunión. Preparada, inocente y vestida con todo detalle.

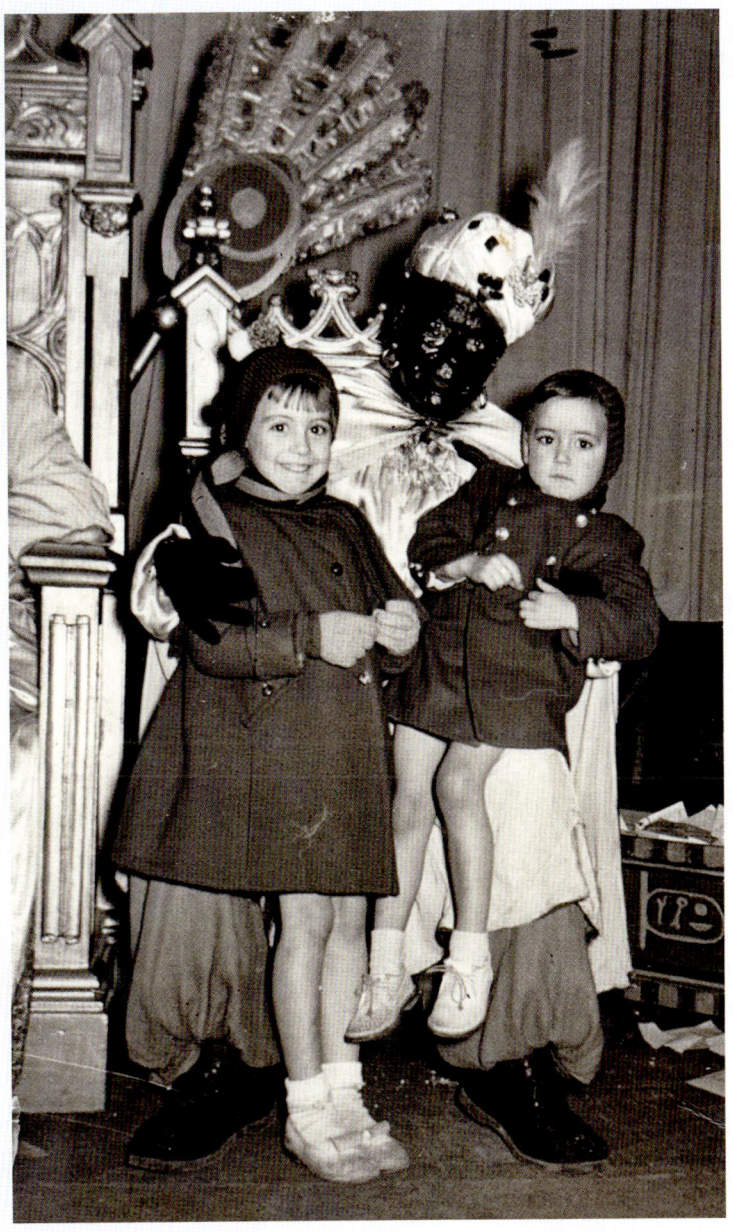

Divertida y esperando una foto junto al rey mago. Mi hermano Joan —que aún se acuerda de él—, mucho menos.

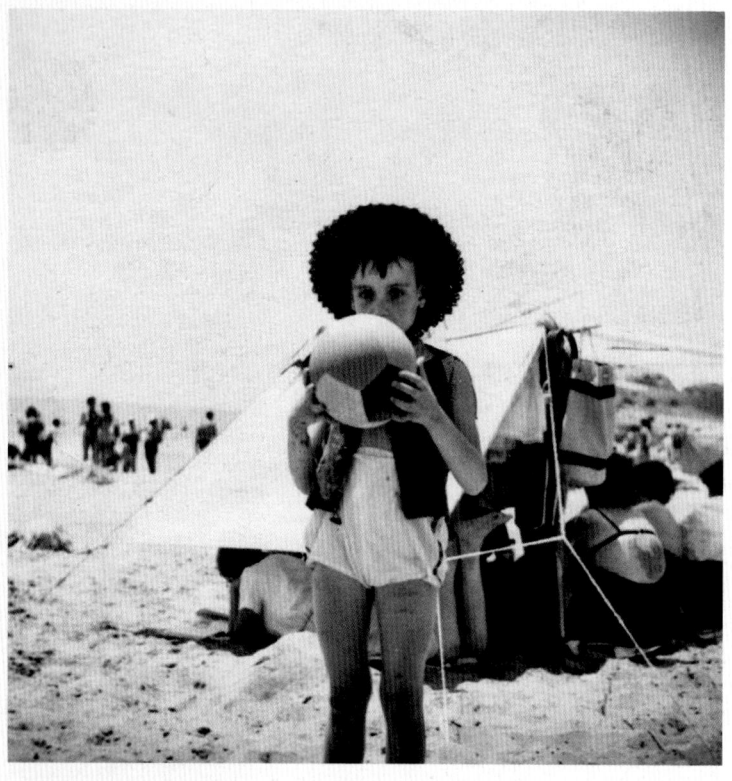
Todavía sigo reconociéndome en esa niña tímida que se divertía en una playa del Garraf, en Barcelona.

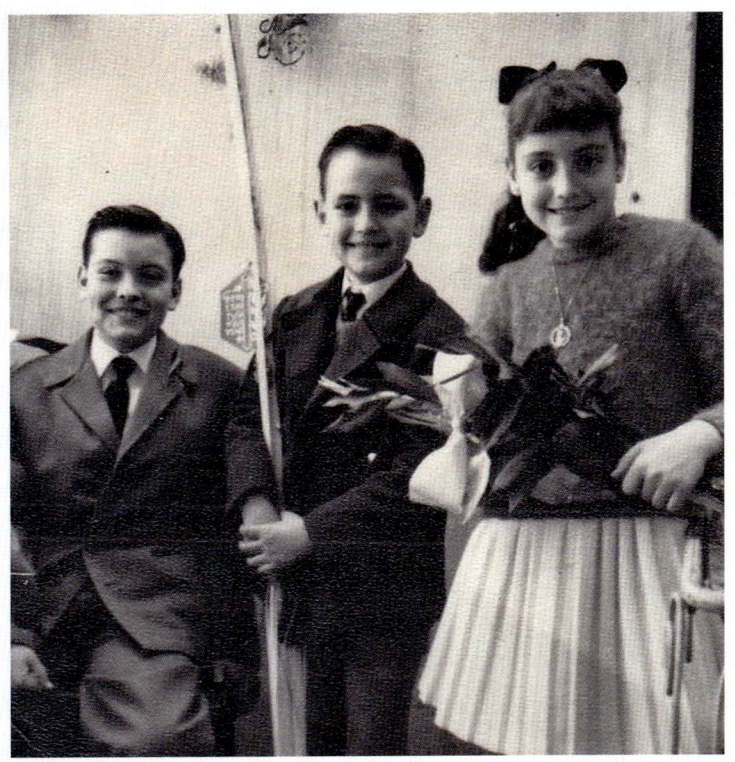

¡Cuánto por vivir! Yo junto a mis dos hermanos Josep Maria y Joan, pilares de mi vida desde siempre.

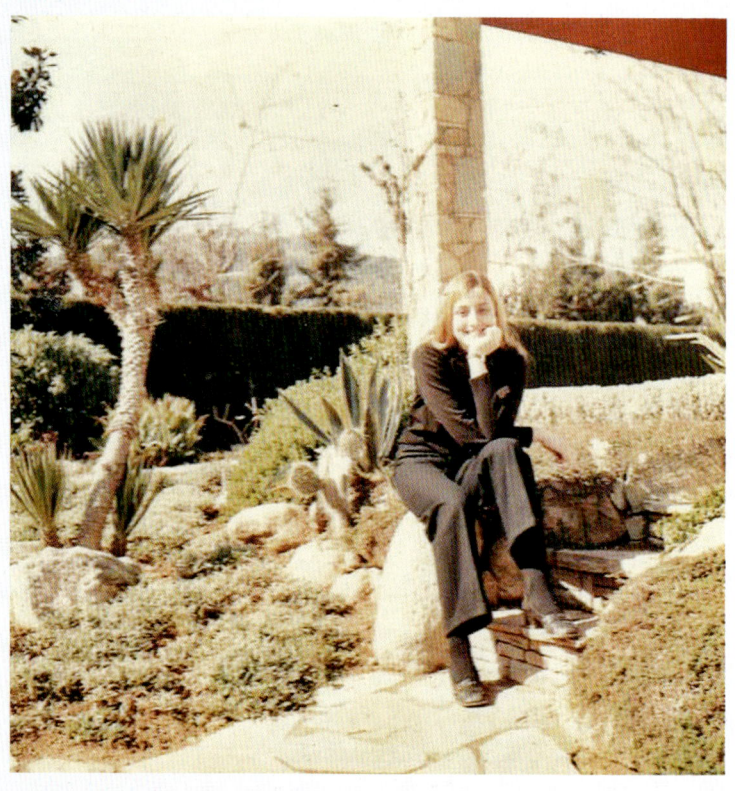

Fin de semana en casa de algún pariente. Por entonces, ya había dado mis primeros pasos en el escenario.

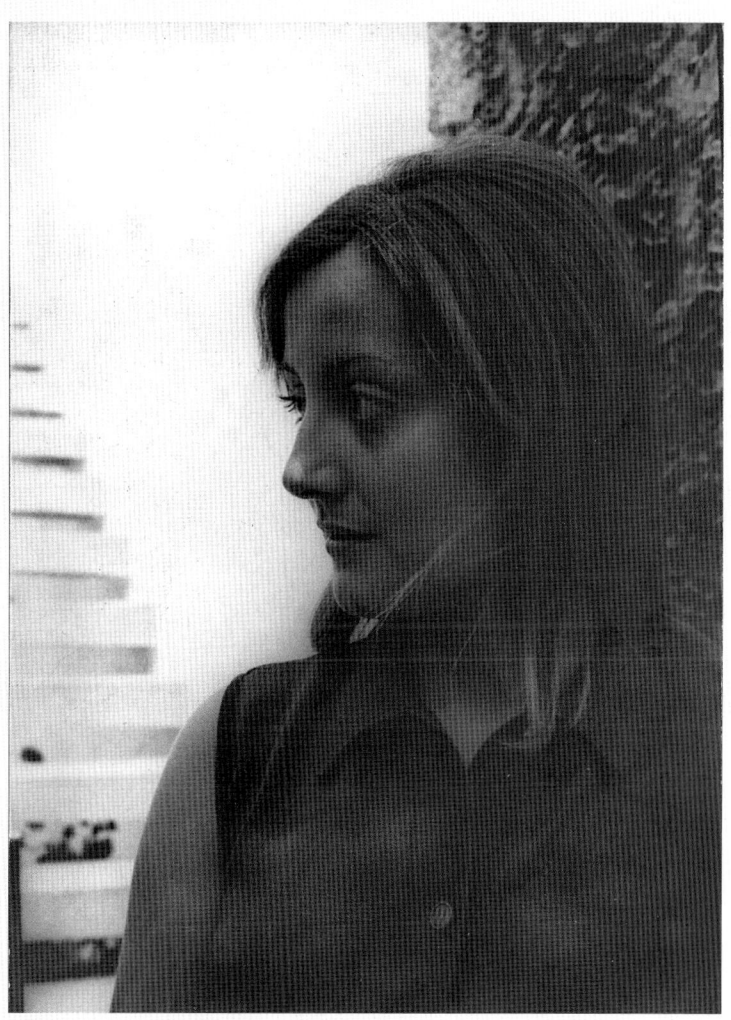
Una joven y melancólica Carme que leía a Sartre.

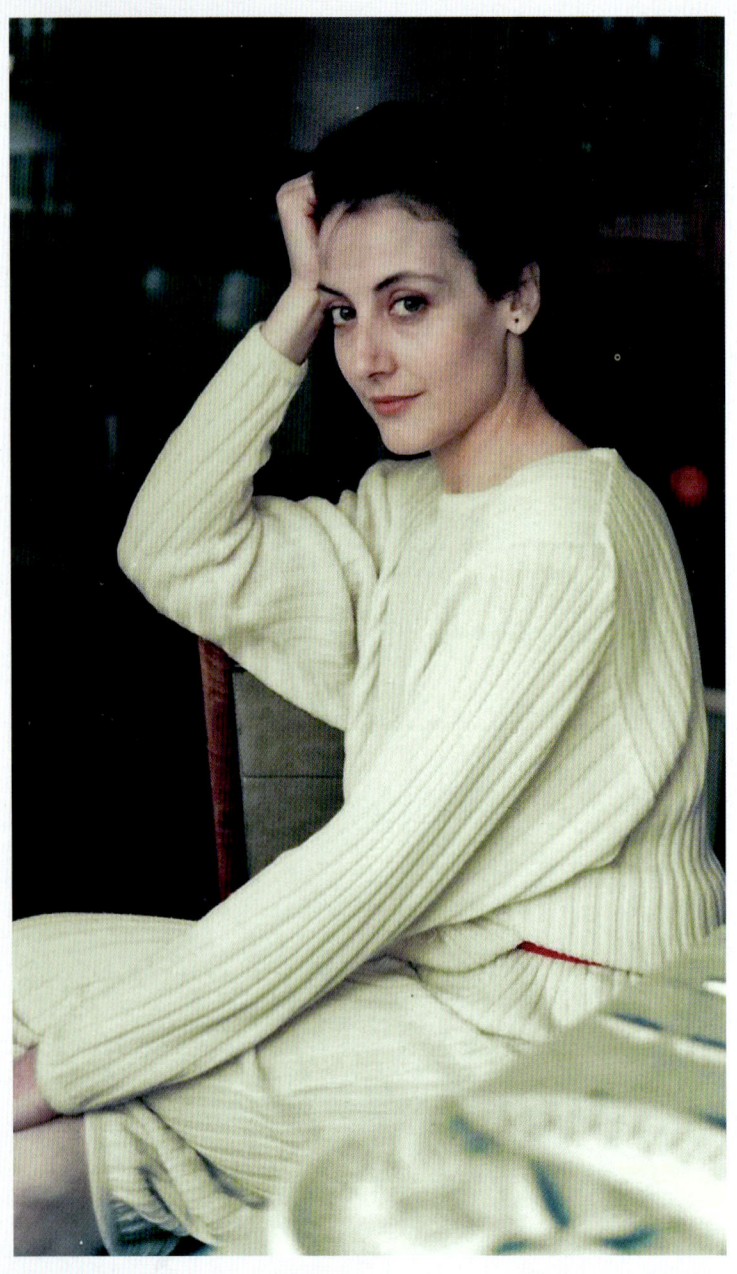

Corrían los ochenta y yo ya llevaba varios trabajos televisivos a cuestas.

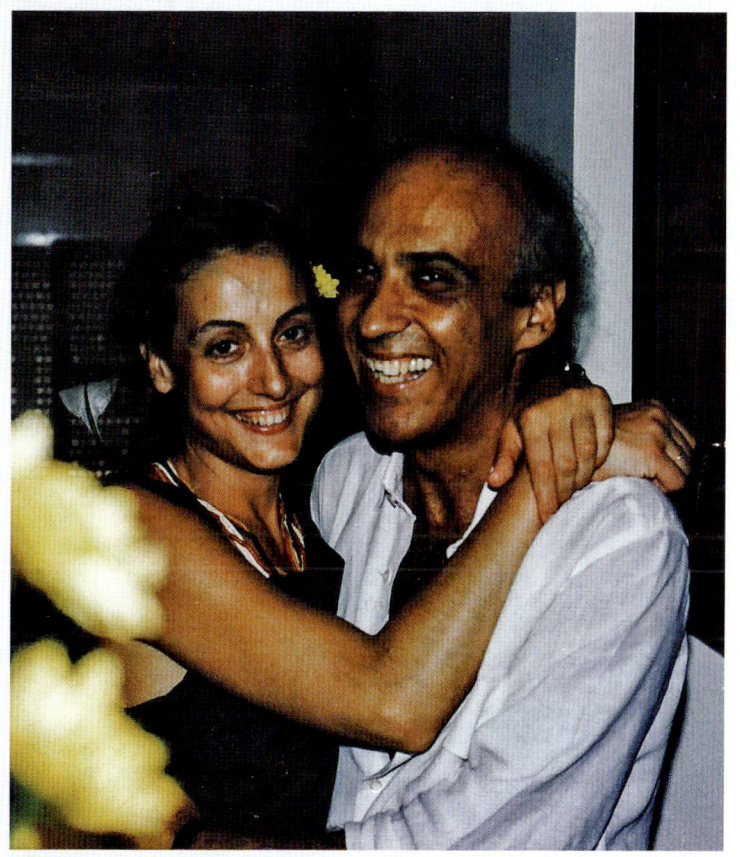

Con el que fue mi marido Joan Potau: veraniegos, cómplices y felices.

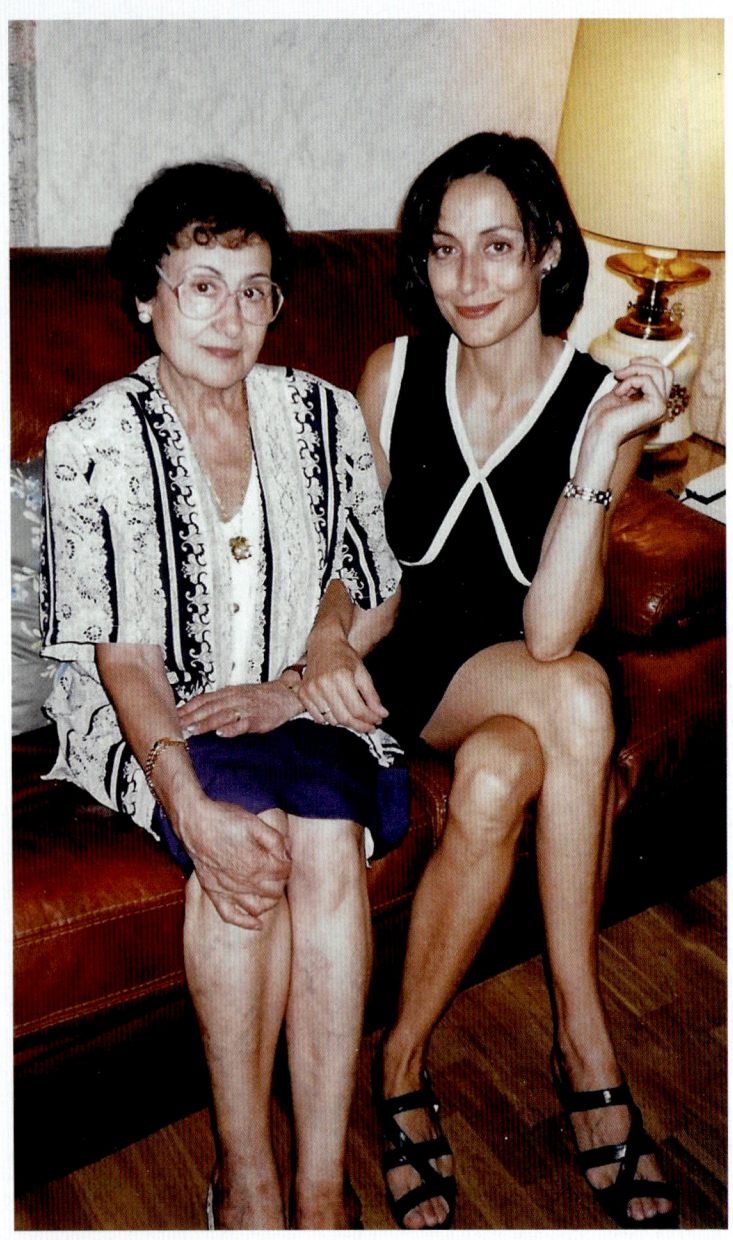

Mamá y yo. Ella, tan hermosa y cercana, vio satisfecha a su hija labrarse el camino que siempre soñó.

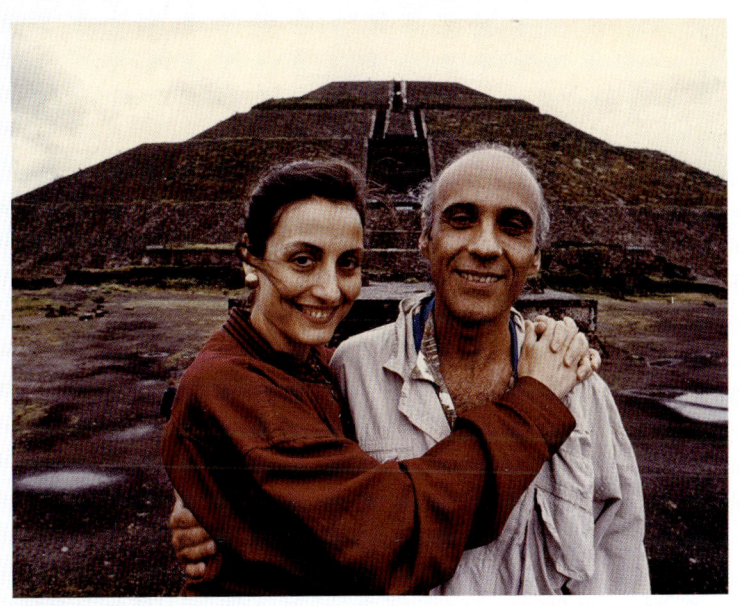

Joan y yo hicimos grandes viajes. Aquí, en México, con las ruinas de fondo y nuestro amor en primer plano.

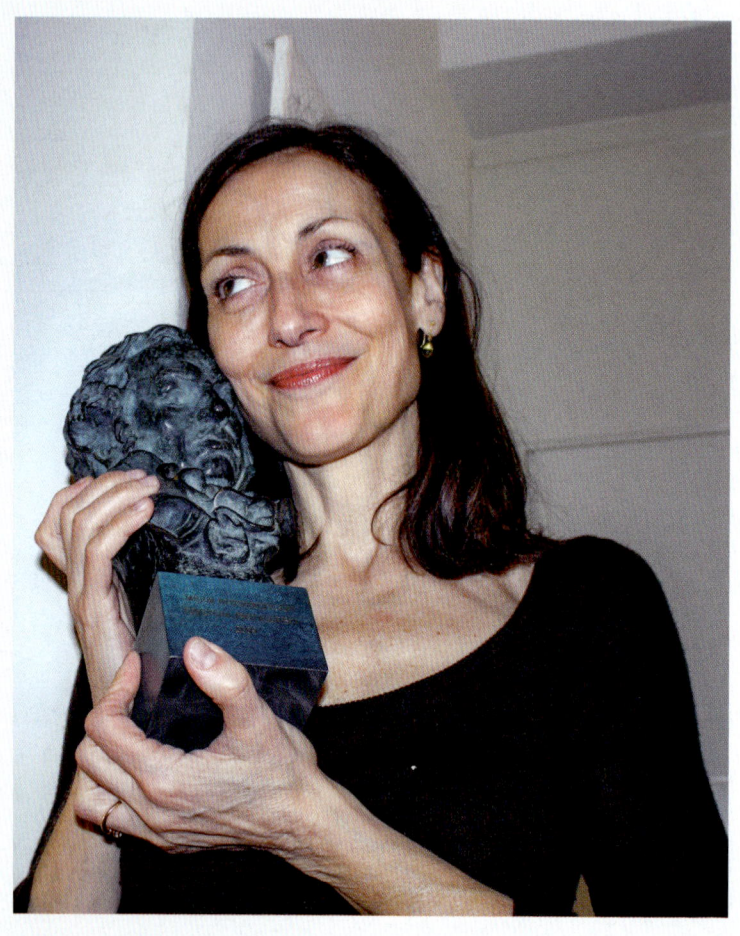

Ya en casa y más relajada con el Goya a la mejor actriz por *Camino* (2008).

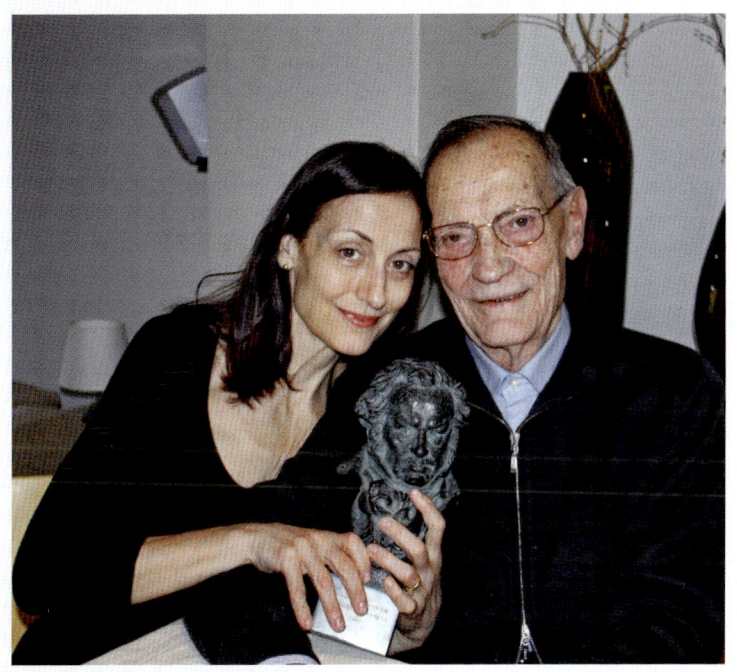

Compartiendo el Goya con mi padre. Tan feliz me hizo lograr el premio como que él pudiese disfrutar de ese momento.

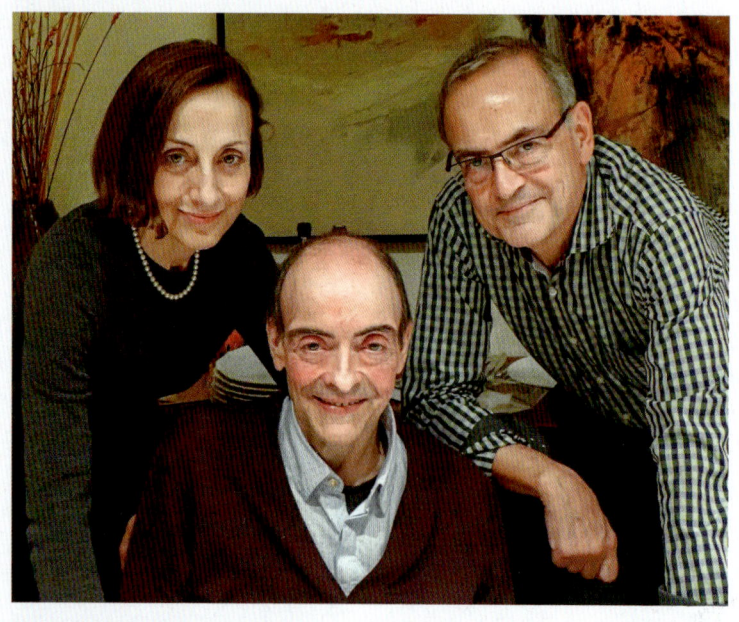

En 2018, con mis dos queridos hermanos en casa de Joan, en Sant Just Des-vern, en Barcelona.

siempre resta la esperanza.
Pero cuando te preguntas a ti mismo,
te encuentras diciéndote:
«¿Esperanza de qué?».
Y no encuentras la respuesta adecuada,
todo permanece como falso y resbaladizo,
y tú te preguntas:
«Esperanza ¿por qué?».

En la libreta acumulo algunas notas más, casi todas ellas breves. Me veo muy crítica con la sociedad de entonces. Me veo en la cama de mi habitación pensando en la vida que me esperaba: estudiar, sacarme algún título, tener novio, casarme, tener hijos y ser abuela. Ya entonces se me ponían los pelos de punta solo de pensarlo. La idea de llevar una vida rutinaria me aburría. «En nuestra sociedad, la mujer ha de ser independiente, es igual al hombre, no hay duda», escribí. Desde lo vivido puedo decir que es evidente que la sociedad ha avanzado, pero la Iglesia —que tanta influencia tenía en mi infancia y juventud— sigue enquistada. Yo deseaba a un hombre que me acompañase sin esquemas familiares, que no estuviera predispuesto a los valores de entonces. Aunque los que eran demasiado progres me asustaban un poco. Curiosamente, en esos momentos colaboraba con un grupo de teatro que se llamaba Catarsis.

Por entonces, había un chico que me caía bien. Bueno, en realidad me gustaba, pero hui. Siempre ponía distancia. Yo no quería entrar en profundidades, no era la vida que deseaba para mí. Me parecía que no era compatible con mi vocación de actriz y que mi sueño estaba por encima de los sentimientos que él podía despertarme.

Luego, por los textos, veo que había otro más que me habría podido seducir, pero yo no me veía con él y tampoco le correspondía. Hubo otros. Supongo que era el momento de las sensaciones intensas y también de los desánimos profundos, de las dudas… También me sentía sola y extraña con mi propia gente. Triste y muy insegura. «Estoy llorando, he estado llorando y sé que lloraré más», me decía a mí misma.

Este es un fragmento de mis escritos de juventud. No está fechado, pero sí intuyo que sería de mi época en el Institut del Teatre. En estas palabras, aunque no estén dirigidas a nadie en concreto, me veo a mí misma:

> Era el segundo día que le pasaba lo mismo. No sabía qué hacer ni cómo solucionarlo. Sabía que al día siguiente aquello quedaría disimulado, ya que las cosas que le esperaban eran muchas y, por tanto, no le quedaría tiempo para enfrentarse de nuevo a ella misma. Pero también sabía que el problema seguiría igual y que

volvería a aparecer. ¿Pero existía realmente un problema? Solo sabía que la angustia la ahogaba. No tenía ánimo para nada, no quería nada, no deseaba nada o al menos eso es lo que ella decía. La angustia se le presentaba como una masa extraña que la iba observando, espiando, envolviéndola hasta que la abrasaba poco a poco para después desaparecer, aunque no por mucho tiempo.

En estos momentos de paz en los que parecía que todo se iluminaba y sentía que su espíritu se despertase de nuevo, deseaba vivir. Debía buscar un estímulo. Su problema es que sentía sobre ella todo el peso de su existencia y no tenía fuerzas para enfrentarse. En los momentos de soledad y de confusión, no encontraba ningún estímulo vital. Todo era absurdo, pero las circunstancias maquillaban la absurdez de los deseos prefabricados. No era difícil vivir de una manera superficial alimentándose de ilusiones momentáneas, luchando por conseguir algo que la convirtiese en una persona más querida a ojos de los demás, de todas aquellas personas que nos rodean a diario.

Acabé luchando por mi sueño

Desde la mirada de hoy, veo con una sonrisa a aquella chica tímida e intensa y la aplaudo. Lo has conseguido, pequeña.

Renunciaste a muchas cosas, querida Maria del Carme. El camino ha estado y está lleno de dolor, pero también de numerosas alegrías. Has vivido con valor y con consciencia a pesar de las inseguridades, la incerteza, el miedo y las muchas «cagadas» que ha habido. Porque todos nos equivocamos… ¡Elias, que la lías! Pero has conseguido la vida que tú querías. La has vivido, por qué no decirlo, ¡con valentía! Y siempre con el apoyo de la familia, a pesar de algunas decisiones tan complicadas.

En mis textos de juventud hablo de la necesidad de amar y de las dudas por una relación que frustré antes casi de que comenzase. Echaba de menos un gran amor, pero no quería ataduras por mucha atracción que sintiese. Parece que quería sentirme libre y tenía claro que mi rechazo estaba motivado por perseguir un sueño. Yo misma lo tengo por escrito. Me decía: «Opto por la utopía». Vista mi carrera como actriz, la ilusión que tenía no ha sido tan utópica. Acabé luchando por el sueño, por mi ideal, a pesar de tener la sensación de nadar a contracorriente y de desear amar. De sentirme sola y algo nostálgica, necesitando que también me apoyasen. En realidad, ya sabía del existencialismo antes de que Sartre me lo enseñase.

Me miro ahora y sé que no he cambiado demasiado. Siempre he sido un poco radical, como si las cosas no pudiesen compaginarse. He sido muy estricta y, a la vez, me he esforzado por ser libre, valiente… y por vencer el miedo que siempre me ha perseguido. Hoy tengo la necesidad de sentirme escuchada y de poder irme hacia la «Ítaca» de Lluís Llach cuando mi yo se esfume sabiendo que, con toda probabilidad, no será de muerte natural. No quiero vivir sin ser yo.

> *Hoy como ayer, mañana como hoy,*
> *¡y siempre igual!*
> *Un cielo gris, un horizonte eterno*
> *y andar…, andar.*

Decía el romántico Gustavo Adolfo Bécquer. Estos versos que anoté en mi juventud siguen teniendo hoy sentido para mí.

El amor en todas sus formas

El amor es inabarcable. Puedo utilizar las voces de los poetas románticos y hablar de los amores prohibidos, los amores deseados y no alcanzados, los amores felices comiendo perdices, los amores platónicos, los familiares, los de los amantes traidores, los de los hijos… Estamos llenos de amor, a no ser que lo tapemos con todo lo contrario. El primer niño del que me enamoré fue el hermano de una amiga. Nos habíamos convertido todos en adolescentes, y yo enrojecía y temblaba ante su presencia. Aunque no fue mi novio, yo estaba convencida de que él soñaba conmigo, pero le esquivaba cuando me lo cruzaba por la calle y trataba de evitarle. Por lo leído en uno de mis textos del pasado, al parecer viví muchos años recurriendo a su recuerdo.

Me gusta la frase que se convirtió en título de la primera película del que fue mi marido en una larga etapa de mi vida: *No respires, el amor está en el aire* (1999). Porque, como también transmite la película con ironía y libertad, el amor es aquello de lo que tanto hablamos y que tantas caras nos muestra. Los engaños del amor nos conducen a extraños estados de éxtasis o dolor. ¿Cómo hablar del amor sin mencionar alguna de estas cosas? Cada uno tenemos nuestro referente y juraría que lo primero que pensamos es en el amor de pareja, aunque esta emoción tome muchas formas. También sé que para que el amor se manifieste necesariamente tú tienes que estar receptiva, aunque creo también en los flechazos que lanza Cupido.

Hoy mismo, yo siento un enorme amor por una flor que me regalaron anoche y que está en un lugar visible de mi casa. Le he dado de beber, la he despojado de los adornos con que me fue regalada, y está solo con agua y, eso sí, en un bonito jarrón. Siento cariño por esa flor. Paso por su lado y le susurro lo bonita que es, la felicidad que me proporciona, y le hablo. No es locura. Es que creo que es sensible o quizás soy yo la que siente ganas de dar o agradecer con amor. Amar a una plantita es fácil. El amor hacia uno mismo y hacia los demás es más complicado. El amor es muy flexible y a veces esquivo. Y yo me pregunto: «¿Me amo a mí misma?».

Es cierto que cuando lloro me consuelo. Lo hago como si le hablara a la niña que hay en mí y, curiosamente, da resultado. Es como si un ser con experiencia le hablara a otro ser que no la tiene. Debo decir que interpretar los dos personajes me tranquiliza, aunque no somos dos, sino una que se divide y adopta el rol de la que sabe y también de la que por un momento no sabe. A la pequeña le hablo con diminutivos. Diría que esto emerge de la terapia Gestalt, de la que soy ferviente seguidora, y, desde luego, de mi condición de actriz, entrenada para impregnar a los personajes de vida. ¿No es esto también otra forma de amor?

Mi vida con Joan Potau

Ya lo he mencionado antes, yo viví el amor de pareja de forma oficial con Joan Potau. Él era un encantador de serpientes, un superviviente dinámico, con una mirada intensa, inteligente, y un saber disfrutar de la vida fuera de lo común, a pesar de que en su adolescencia ya se vio afectado por una enfermedad rara y difícil. Eso no le impidió llevar una vida normal. La dolencia dejó huella en su cuerpo, pero no en su mente, una de las más privilegiadas que he conocido. Recuerdo cómo se reía de la enfermedad y se enfrentaba a ella con un optimismo embriagador que se saltaba cualquier regla.

Era un hombre fascinante, con su arrolladora personalidad me llevaba volando al mundo de los sueños, de la creatividad, de la alegría..., del placer por estar vivos. Joan, talentoso guionista y director, fue uno de los participantes de las revolucionarias propuestas que surgieron en el desaparecido Saló Diana, un cine del Raval reconvertido en laboratorio de arte. Impulsor de esas y de tantas otras cosas... Aquel proyecto buscaba cambiar la escena en Barcelona, algo que nada tenía que ver con productos de fácil digestión para un público poco exigente. Me veo a mí misma haciendo una obra con el actor Arturo Fernández y, después de la función nocturna, yéndome entusiasmada al Diana a vivir aquello: un lugar con asambleas donde todo el mundo podía compartir y aportar, y todos estaban realmente implicados. Qué mundos tan diferentes...

Joan y yo nos casamos por lo civil. No queríamos una boda por la Iglesia, vestidos de novios y con todo lo que implicaba. Tampoco queríamos hacer ningún banquete al uso. Para nosotros, casarnos era un puro trámite. Pero eran los setenta... Seguimos las costumbres familiares a nuestra manera y para que todo estuviera en armonía, al menos sellamos nuestra unión legal en los juzgados. La verdad es que llamar a todo aquello celebración me parece excesivamente generoso. La sorpresa fue que, de pronto, en medio de aquel ambiente, tuvo lugar un *show* maravilloso e inesperado. La compañía Els Comediants, que eran amigos nuestros, dieron color a aquella ceremonia civil. En medio de tanta cutrez, su director Joan Font montó un enorme espectáculo con actores, músicos y artistas de todo tipo que nosotros y toda la familia disfrutamos muchísimo.

Luego, para que la cosa no quedase tan despojada de su valor como acontecimiento, alquilamos un local de copas donde habitualmente nos reuníamos los actores después de cada función. Cada uno venía de su teatro y allí manteníamos tertulias hasta bien avanzada la noche, a no ser que al día siguiente nos tocase madrugar para ir a la tele o rodar una película. Aquel espacio, llamado Joanot, era perfecto para lo que queríamos, con una luz tenue que nada tenía que ver con la estridencia del ambiente de un banquete de bodas. Eso sí, yo iba vestida de Toni Miró, con una bonita camisa de seda blanca y una falda estrecha color beis, además de unos botines y una preciosa gabardina. Joan llevaba un traje de terciopelo grueso en color marrón, también del mismo diseñador. Qué progres... Nos encantaba Toni Miró, aunque no podíamos permitirnos ir con demasiada frecuencia a su tienda.

Por cierto, hablando de locales, tuvimos un proyecto común que nos hacía mucha ilusión. Intentamos montar un café teatro en la por entonces Plaça Reial de Barcelona. Queríamos seguir el ejemplo de lo que habíamos visto en Madrid: pequeños espacios en lugares impensables donde se hacían espectáculos más o menos transgresores. Aunque sí pudimos dedicarlo a bar de copas, jamás pudimos conseguir los permisos para disponer de actividad teatral. Ni rogándoselo de rodillas a los organismos pertinentes... Aquel espacio no reunía las condiciones necesarias. Sí hicimos un único espectáculo. Fue el estreno y la despedida de un bonito sueño compartido por los dos.

Nuestra casa no fue la buhardilla en la que yo me instalé buscando la independencia. Potau y yo nos fuimos a vivir al Walden 7, en Sant Just Desvern. Aquel edificio emblemático del arquitecto Ricardo Bofill, tan moderno y futurista, era extraordinario... Estuvimos muy a gusto durante los primeros años, ya que me quedaba relativamente cerca de los estudios de Televisión Española, teníamos piscina en la enorme terraza del edificio y la compañía de varios amigos dedicados al mundo de la publicidad, como Joan, que habitaron el mismo edificio. Todos caímos rendidos al mundo Bofill, hasta que empezaron a caerse las baldosas de la fachada del Walden y, algunas veces, debíamos sortearlas en los pasillos para llegar al ascensor. Cubrieron todos los espacios con una malla protectora para que no nos hiciésemos daño. Reconozco que eso también tenía su encanto, e incluso nos hacía reír. Y tampoco dejó de gustarnos el espacio interior... Algunas veces, moviéndome por los pasillos para llegar al ascensor, distinguía a lo lejos la figura de la actriz italiana y esposa de Bofill, Serena Vergano, con uno de sus hijos en brazos. No he podido resistir mencionar la anécdota sobre la musa de la Escuela de Barcelona y la *gauche divine*. La miraba con admiración. En cambio, también recuerdo que las piscinas dejaron de funcionar bien, los amigos se fueron marchando y nosotros acabamos separándonos sin que la risa por las baldosas caídas pudiese evitarlo.

En aquel momento, al igual que experimentábamos de forma artística, la libertad sexual estaba en el aire y, aunque yo fuese una señora casada, me permitía reconocer las distintas atracciones que surgían y daban lugar a compartir momentos que no iban a más. Mi señor marido, también. Reflexionando sobre todo esto y con una mirada desde la experiencia vivida, creo que aquella explosión fue el inicio de una libertad necesaria para mí, de sentir que podía responsabilizarme con claridad de mis propios sentimientos y tomar las opciones que creía oportunas sin el peso del pasado ni de las costumbres heredadas o del miedo a dañar al otro. Me sentía dueña de mí misma y responsable de mi vida. Así soy yo: unas veces valiente y otras cobarde.

El que se fue sin decir adiós

Más tarde, muchísimo más tarde, sufrí la locura del que fue para mí un gran amor, aquel que se fue sin decir adiós —como si fuese el malo de un *spaghetti western*—, y que derivó dolorosa pero necesariamente en la separación del que fue mi gran compañero de vida. Si lo cito es porque mi corazón se puso en marcha en un formato desconocido hasta entonces y viví momentos muy intensos. Pero él, un buen día, ensilló su caballo y se largó sin más. Destrozó mi corazón, que tardó mucho en recuperarse. Viví una depresión muy fuerte a causa del desamor, el cual, tras un doloroso periodo de superación, me enseñó mucho de mí misma. Como dijo el poeta Rabindranath Tagore, «si lloras por haber perdido el sol, las lágrimas no te dejarán ver las estrellas». Aprendí a caminar en solitario y a sentir de nuevo el amanecer con una mirada limpia, reluciente y más sabia. Y hubo otras estrellas.

Años después me vi inmersa en una relación muy asentada en la que puse toda la fe y la ilusión posible. Pero una vez más fui vulgarmente traicionada. Perdoné, aunque más tarde la traición se repitió con otras características distintas. Sin embargo, aquello fue como poner un enorme espejo ante mí. Y el reflejo no me gustó. Soy consciente de que, pasado el duelo, esas experiencias me regalaron el brote de confianza en mí misma que he ido cultivando: me hicieron saber lo que quiero y cómo lo quiero en cada momento. Tras cualquier crisis sentimental, la vida te espera, y tú vas creciendo con ella. Es como intentar protegerte de cualquier golpe manteniéndote en una frágil jaula de cristal. Habrá golpes y roturas, pero también habrá nuevas experiencias. A estas alturas, si te permites mirar atrás con verdad y sin rencor, todo resulta armónico y lógico. Nada hubiera pasado sin lo que sucedió antes y lo anterior a ese antes. Hay que vivir sin más.

Entiendo que a lo largo de la vida nos han pasado cosas así a todos o que pueden pasarnos. Las sufriremos unos y otros. Todos debemos vivir ciertas experiencias por nuestro bien, aunque duela, pero defiendo la necesidad de hablar y compartir nuestras emociones. Y, si es necesario, una puede aceptarlo. Pero el vulgar vodevil del engaño nunca ha sido lo mío. No lo soporto. A mí me van las tragedias y las comedias.

En cualquier caso, todo esto convive en mi agrietada memoria. Me siento en paz por haber degustado el amor y el desamor, por haber reído y llorado, y por ser consciente de las luces y las sombras que me han tocado vivir, subiendo al cielo y bajando al horror más profundo.

Eso es el vivir.

Somos volcanes y podemos erupcionar.

8

No me hables distinto,

háblame

MEJOR

Cuando se piensa en un enfermo de alzhéimer, se suele tener la imagen de una persona prácticamente desahuciada e incapaz. La enfermedad pasa por diversas fases, más o menos rápidas, evidentes y con síntomas que te encaminan, inevitablemente, hacia la pérdida de uno mismo. Sin embargo, la fase más temprana te permite llevar una vida *casi* normal durante años. Así que, en algunas ocasiones, eres tú misma la que debe ayudar a los demás, enseñarles que estás entera y que todavía no has llegado a ese momento tan crítico. Todo esto puede generar tensiones y susceptibilidades. Entiendo que es tan difícil para los unos como para los otros (o sea, para mí). Cuido mucho —todavía puedo hacerlo— cada una de las situaciones en las que me veo inmersa, pero es probable que se me escapen algunas cosas. Entonces es cuando paso a ser yo la cuidadora de los demás y trato de paliar el efecto que produce cualquier incidente que, involuntariamente, ha hecho circular la alarma o que ha creado un efecto negativo en mi entorno. No es sencillo tratar con esta enfermedad. Ni para mí ni para los demás.

Un aprendizaje exprés para todos

Por los que me conocen menos, como los vecinos del barrio, siento una especial amabilidad y solidaridad. Por suerte no es necesario tener que dar demasiadas explicaciones. Lo he hecho público, así que cuento con que todos están al corriente. Por ejemplo, suelo ir al mercado para tener cubierta la semana y me toca la fibra muy sensible ver cómo me atienden, cómo en cuanto me ven ya preparan mi pedido y casi ni he de mirar la lista que traigo de casa. ¡Para mí eso es amor! Al pensarlo, las lágrimas quieren salir ahora mismo de excursión, pero no las dejo.

Entiendo que solo los que te ven a menudo pueden saber en qué lugar estás y aun así puede resultar complicado de gestionar, porque también depende de la pericia del afectado. Sé que tengo muchos recursos. Supongo que se los debo a la actriz que todavía asoma, la que me ayuda de vez en cuando y que todavía es capaz de engañar a los que me ven menos.

Una debe conducirse a sí misma para no derrapar porque podría acabar herida o hiriendo a alguien. A fin de cuentas, esto se ha convertido en un aprendizaje exprés en el que todos somos meros alumnos. Me imagino que para los que me cuidan tratar con una enferma como yo es tan complicado como para mí, enferma, saber aceptar que necesito ayuda y tratar adecuadamente a los que me cuidan. Eso no quita el enorme agradecimiento, cariño y respeto que siento hacia los que llevan las riendas de mi vida para que no me desboque hacia cualquier rincón.

Saber cuidar y dejar que te cuiden

De pronto, nuevas personas entran y salen de tu casa, seres humanos que lidian con las desgracias ajenas aportando lo que mejor saben. Cada profesional tiene su carácter y su manera de tratar o interpretar a la enferma. Preparan y controlan los medicamentos, ayudan a la limpieza física —mientras escribo esto, aclaro que yo todavía no tengo esa necesidad—; empiezo a entender el sistema y a sentirme agradecida. No quiero que mi familia esté todo el día pendiente de mí, aunque inevitablemente lo esté. Si hay una ayuda que pueda relajarla me siento más tranquila. Me siento bien sabiendo que ese dinero que todos aportamos para la salud pública es tan beneficioso para el mundo de la enfermedad. El aplauso que recibieron los sanitarios durante la pandemia fue un gran reconocimiento, y hoy quiero apoyarlo en este escrito desde mi tragedia personal.

Cuidar no significa solo atender al otro o tenerlo todo bien dispuesto para él. A lo largo de mi vida he visto a personas poco motivadas para hacer esta tarea. Entiendo que puede ser un trabajo poco gratificante si no se tiene vocación, pero para cuidar hay que mostrar una buena actitud y estar convencido de que es el trabajo que se desea hacer. *Creo que el cuidador debe saber cuidar y que el enfermo debe saber respetar.* Yo lo hago, pero cuando la enfermedad avance dejaré de ser dueña de mis actos, de mis palabras —si es que todavía son inteligibles—, y saldrán los impulsos. Desconozco cuáles serán, ya que el cerebro será el protagonista, no yo. Sueño con no tener que llegar a ese momento. Tal vez penséis eso de «no te vas a enterar, pues eso lo trae de serie la misma enfermedad». Pero ¿y si me entero, aunque sea por momentos?

Sí hay algo que me gustaría dejar claro. Los enfermos de alzhéimer seguimos siendo adultos y me he atrevido a revisar estas indicaciones, el decálogo —muy útil— que suele utilizarse para saber comunicarse con nosotros. Lo comparto, con matices.

———————————

1

NUNCA discutas con el enfermo,
ponte de acuerdo con él.

2

NUNCA trates de razonar,
distrae su atención.

3

NUNCA le trates como a un niño pequeño
que no se entera, háblale con respeto.

4

NUNCA trates de darle lecciones.
Serénale y cuéntaselo como al adulto que es.

5

NUNCA le pidas que recuerde, rememórale
las cosas y hechos. «¿Te acuerdas de…?»,
¡no! Dile: «Me acuerdo de…».

6

NUNCA le digas: «Ya te lo dije».
Repíteselo cuantas veces haga falta.

7

NUNCA le digas: «No puedes hacerlo».
Dile: «Haz lo que puedas».

8

NUNCA le exijas y ordenes, pregunta y enséñale.

9

NUNCA pierdas la paciencia.
Retírate antes de perderla.

10

NUNCA fuerces,
refuérzale.

Tener a alguien de confianza en quien apoyarse

El diagnóstico que recibí siempre está presente en mi vida.
Hay que aceptarlo. Quizás este sea el paso más difícil para
cualquier afectado. Para mí lo fue y lo sigue siendo. Pero,
poco a poco, me he ido dando cuenta de que ser consciente
de lo que me pasa me ayuda a protegerme de mí misma, a
poder llevar todavía las riendas de mi vida y a comprender
que para ciertas cosas necesitas algo de ayuda exterior. Es
clave ser realista sobre el momento degenerativo en el que
me encuentro y saber que las ayudas se irán implementan-
do conforme la enfermedad avance. En mi caso, es super-
positivo ser plenamente consciente de todo ello y seguir
siéndolo todavía.

Esta conciencia también me permite agradecer el apoyo
que recibo y me prepara para aceptar lo inaceptable. Cada

día intento poner orden a mi desordenada vida, manejarme sola con ciertos controles que yo misma me impongo. ¡Quiero ser yo la guardiana de mi memoria! Hasta que se pueda... Y quiero seguir escribiendo, como ahora mismo, para tratar de hacer comprensible lo incomprensible de una enfermedad como esta. Pero hay algo fundamental que deben saber los enfermos: debemos tener a alguien en quien apoyarnos.

Es necesaria esa figura que manda y te manda, una persona de confianza que organice el orden de tus necesidades conforme la enfermedad va cogiendo mayor protagonismo, y obedecer sus decisiones. En eso soy una afortunada, aunque reconozco que no soy demasiado amoldable hasta el punto de ser, a veces, rebelde. Mi consejo desde mi experiencia, todavía de corto recorrido, es que no hay que discutir jamás. Mi familia, capitaneada por mi hermano Joan, me controla de lejos y de cerca. Hay que agradecérselo, siempre. Y sin olvidarme de los invitados extra que pasan por casa para brindarme todo el soporte posible. Es bueno ser consciente de todo ello y saber dar las gracias.

Mientras tanto, escribir me hace feliz. El enorme placer que me causa que las palabras broten sin ser forzadas, como si hubieran esperado este momento, el de dar testimonio de mi vida, para manifestarse con fuerza en forma de escritura. Disfruto del paso del tiempo sin andar estresada de un lado para otro persiguiendo las palabras antes de que se escapen. Soy la dueña de mi propio tiempo. Poder ver cómo pasa una nube y cómo el cielo se funde en mil tonalidades a cada cual más hermosa. Me pongo poética, pero me gusta experimentar, todavía, estas sensaciones. ¡Y leer! Aunque más tarde los conceptos se diluyan quién sabe dónde. Incluso disfruto atontándome ante la caja tonta. Así busco olvidarme de mí misma por un espacio de tiempo incontrolable.

Lo peor que me pasa es que no sé si repito ideas que ya he contado de forma diferente. Aunque prefiero seguir y, si acaso, ya lo averiguaré en otro momento. Así no pierdo el hilo o al menos vivo un rato con la ilusión de no perderlo y de estar en armonía conmigo misma.

Cuando me repito, si hay alguien conmigo, escucho aquello de «sí, ya me lo has dicho». Y yo: «Perdón, perdón...». Con franqueza, prefiero que me lo digan. Me siento más segura si a mi alrededor hay verdad. Creo que el mejor medicamento para esta enfermedad es que todas las personas que te acompañan sean sinceras hasta la extenuación. Es la única manera de que puedas confiar en ti misma. La mentira piadosa no me hace bien.

Con motivo del Día Mundial del Alzhéimer, el pasado 21 de septiembre, viajé hasta Valencia para recibir otro reconocimiento, la conmemoración del veinticinco aniversario de la Federació Valenciana d'Associacions de Familiars i Amics de Persones amb Alzheimer (Fevafa), celebrada en Les Corts. Acudí con Joan y también allí estaba mi gran amiga Claudia Pinto. Me emocioné. No solo por la distinción, sino también por los testimonios de los familiares que allí estaban. Sé que hablé del papel de los cuidadores porque llevan el peso de todo y valoré la labor de las organizaciones que hacen visible la enfermedad. Es algo que tengo muy presente.

También mandé un mensaje de esperanza que sigo defendiendo: de aquí a unos años la gente podrá curarse. Seguro que sí. Lástima que los que ahora estamos en todo esto no podamos experimentarlo todavía y que debamos soportar un camino inevitable. Confío en la ciencia, pero, aun así, debe hacerse activismo social. Desde las organizaciones se habla de la necesidad de potenciar la investigación tanto a nivel de detección precoz como en el tratamiento del alzhéimer, puesto que conocer cuanto antes lo que te pasa te permitirá llevar una vida lo más normal posible dentro de unas limitaciones razonables. Ya sabéis, ser consciente de que lo tienes, pero sin olvidarse de vivir mientras sea posible. El mensaje que trasladaron y que no paran de defender es que solo así se puede plantar cara a «este tsunami gris», dijeron.

Noto la protección de mi familia. Del apoyo no hace falta que os vuelva a hablar. No puedo imaginarme qué sería pasar por esta especie de tortura sin ellos. También comprendo a esos parientes que se distancian y que no saben, no pueden o no quieren estar a tu lado. Mi relación con los míos, los más cercanos, es intensa, pero también he pasado largas etapas de mi vida viajando de aquí para allá debido a mi profesión y viviendo en Madrid. Llevando el curso de mi existencia, mientras ellos también se enfrentaban a situaciones complicadas sin poder recibir mi ayuda. Así que los entiendo. No todo el mundo encaja o procesa de la misma forma que un familiar o que una persona a la que quieres tenga alzhéimer. Hay sensibilidades distintas. Lo que sí sé y de lo que estoy convencida es de que todos ellos defenderán mis deseos finales y abogarán por la muerte digna que pido a gritos. Sé que hay personas con otra forma de pensar, creencias diversas y sentimientos que nada tienen que ver con los míos. Tenéis que saber que os respeto. Yo solo pido el máximo respeto para que mi decisión sea irrevocable.

9

Lo importante es

PERSISTIR

La gente está en la vida, pero no tanto en la no vida. Esta podría ser una definición de la amistad tal y como la veo ahora. Porque no todo el mundo se siente cómodo contigo cuando tienes una enfermedad así. No los juzgo.

Los amigos son nuestro espejo. Los buenos amigos te impulsan a *ser*. A estas alturas de la vida, admito y acepto que la amistad no es para siempre. Pero sí se queda y te alimenta el tramo que hayamos hecho juntos. La vida da muchas vueltas, me decían mis mayores. Y es así. La vida va tejiendo una red que te construye como ser humano, pero también te induce a saltar charcos o a lanzarte a precipicios donde debes encontrar la manera de salir de ellos o quedarte quieto mientras los demás se alejan y dejan paso a los que llegan. A veces eres tú la que necesita moverse de la misma manera que se modifica tu entorno.

Aunque todo parezca igual, no es lo mismo.

Hay que respirar con lo que hay, me dice Juan Carlos. Él se refiere a la actuación, pero ese referirse al teatro no deja de ser una práctica en la vida y para la vida. Los maestros de la escena nos hablan partiendo de nosotros mismos, de nuestra experiencia vital y de las emociones. Para interpretar debes ser consciente de tu vivir, darle espacio, y eso solo es posible dándole peso a la presencia de nuestra mente y nuestro cuerpo. Y, de esta forma, ir ampliando la conciencia del vivir y poder abrir nuevos caminos que salgan de tu ser. Esta es la gran lección que imparten para la interpretación y para la vida. Desde el amor y el corazón, debemos cuidar, respetar y dar las gracias a los que están, y comprender a las personas que no están a tu lado. Así es la vida.

Hubo un tiempo en que éramos un trío de amigas actrices, Silvia Marsó, Carme Sansa y una servidora. Hace miles de años rodamos una serie para la televisión catalana, *Dones d'aigua* (*Mujeres de agua*, 1997). La localización principal era un balneario hermosísimo lejos de Barcelona, así que solo pisábamos nuestra casa los fines de semana. Esa situación nos unió mucho y quedó establecida, sin ninguna decisión previa, una amistad que ha estado muy viva durante largos años. Silvia reparte su tiempo entre Madrid y Barcelona, al igual que lo repartía yo, y nos avisaba de sus estancias en la ciudad. Teníamos unos encuentros, casi siempre gastronómicos, muy divertidos. Aquel trabajo nos dio la oportunidad de convertirnos en un trío inquebrantable. Lástima que lo inquebrantable es comprensiblemente quebradizo. Lo uno no existiría sin lo otro.

La magia de hacer nuestro propio camino

Hay que saber reconocer todo lo que te han regalado los que han desaparecido. No por si han sido mejores o peores, sino por el trecho del camino en el que te han acompañado. Has aprendido de ellos para bien o para mal. Allá donde te hayan llevado. Aunque eso solo lo ves y lo sabes de verdad mucho más tarde. Cuando estuve sumida en una profunda crisis, otra de las mías..., cuando sufrí un abandono muy doloroso, me fui sola a recorrer el Camino de Santiago. Lo inicié en Astorga. Todavía recuerdo a mi padre acompañándome hasta la estación de Sants de Barcelona y recibiéndome al final del camino en Santiago de Compostela.

La elección de iniciar el Camino en Astorga tenía un motivo. Años atrás había rodado allí una película para Televisión Española. Se trataba de *Luis y Virginia* (1982), dirigida por Jaime Chávarri. Mi pareja artística era Joaquín Hinojosa e interpretábamos a unos maestros que tenían repercusión en el pueblo en el que se instalaban. Fue un rodaje del que conservo, todavía, un gran recuerdo. Así que pensé que tenía algo simbólico empezarlo allí. Reservé habitación en el mismo lugar en el que nos alojamos durante el rodaje. Fue increíble, porque los mismos dueños me recibieron como a alguien de la familia que vuelve a casa después de mucho tiempo. Al día siguiente, con las emociones bastante removidas, continué el viaje caminando hacia mi destino. En el camino puedes pasarte horas y días caminando sola. También puedes hacerlo con alguien que lleve el mismo ritmo que tú. Nadie te obliga a nada. Es un trayecto muy íntimo o puedes compartirlo. No pasa nada si le dices a alguien que quieres caminar sola. Lo bonito de esta experiencia es que cada uno hace su camino, con sus propias motivaciones, aunque el trayecto puede llenarse de reencuentros y despedidas que a veces duelen, pero son necesarias. Es una metáfora de la vida misma.

Recuerdo la cara de mi padre cuando llegué a Santiago. ¡Qué bonita sorpresa! ¿O quizás lo teníamos programado? Volví a Barcelona muy ligera de equipaje, no sin antes alojarnos en un magnífico hotel y dormir en una cama de verdad. Ambas cosas, un gran premio para quien hace durante días de peregrino. ¿Cuál fue la magia del Camino? Hay que hacerlo para que cada uno encuentre su respuesta. Estás sola contigo misma. La atención está en el esfuerzo de tu cuerpo y en cumplir un trayecto diseñado para ello. Caminar te invita a mirar, ver, reflexionar... A resistir y a observar de verdad. Es como una limpieza interior. En el momento a momento solo existen dos palabras: *aceptar* y, si duele, *resistir*. Porque no hay nada más que hacer. «¡Vamos!», me digo. Ahora me viene a la cabeza algo del pasado.

El actor José María Rodero, a quien conocí en Madrid a principios de los ochenta, me dijo: «Carmen, lo más importante en este oficio es persistir». Y esto es algo que nunca me he quitado de la cabeza, siempre lo he tenido presente. Incluso ahora. Es una frase que estará en mí mientras mi amigo Al me lo permita. Cuando pasas por un mal momento debes saber cuál es tu camino y aguantar. Aquello me servía entonces, cuando era una actriz joven, venía de Barcelona y estaba emocionada haciendo cine, comenzando mi camino. Estas sabias palabras las aplico a mi vida de hoy.

Otro mantra para mí es el de aferrarme al aquí y al ahora.

Lo que cuenta es el presente

Algunos actores somos muy aficionados a las técnicas de la terapia Gestalt. Esto que estoy haciendo —aferrarme a la escritura— es muy terapéutico. Creo que a todos nos iría mejor si todos los días de nuestra vida los supiésemos vivir en este momento, sin pensar en lo que ha pasado o en lo que nos viene después. Hay que darle importancia al presente porque es lo único que tenemos, el pasado ya ha

pasado y el futuro todavía tiene que venir. Esta enfermedad está muy instalada en el presente. Hoy estoy aquí, te-
cleando, reflexionando sobre mí…, y aquí estoy. Mejor no
darle vueltas al mañana porque mi amigo Al es como tener
un ratoncito en el cerebro que va comiéndose poco a poco
mi memoria y mi conciencia, y sé que algún día llegará el
final. Espero desaparecer antes o encontrar una manera
de desaparecer. Suena demasiado brusco, lo sé, pero esto
es lo que hay.

Lo que cuenta es vivir el presente, estar presente en el presente. La nostalgia te puede asaltar cuando ves una foto,
lees una carta… Me pasa revisando mis diarios. Y tampoco me ayudan mis circunstancias. Pero esa sensación es
cosa de segundos. Porque la realidad, la de hoy y la de ahora, se impone enseguida. A pesar del alzhéimer, creo que
hay que aprovechar lo que la vida te ofrece.

La palabra *víctima* no me acaba de gustar. Estoy en un punto en el que tengo una sensación extraña del tiempo. Es
una enfermedad muy curiosa, porque va muy poco a poco,
tanto que creo que, si yo no fuera actriz, quizás hoy no
estaría ni diagnosticada. Es mejor aceptarlo. Lo aceptas,
pero pasas por todo, pasas por un tobogán de emociones,
cada día te encuentras con dificultades nuevas o diferentes, hasta que te encierras en casa porque es donde te sientes más segura. Yo intento no encerrarme del todo, pero

es muy complicado de aceptar. A veces estás normal y te echas a llorar, y no puedes parar, o de golpe te ríes mucho, o estás creativo... En una de las entrevistas que realicé al hacer pública mi enfermedad, confesé que estaba interpretando el personaje de la actriz que explica que le pasa esto. No es del todo un personaje, claro, sé que soy yo, pero al mismo tiempo es como si me saliera algo de la profesión, de la actriz que está acostumbrada a hacer este tipo de actuaciones.

Afortunadamente.

10

Barcelona-Madrid-Barcelona

Las aventuras reales que vivimos los actores cuando trabajamos juntos son muy potentes y la comunicación entre nosotros muy intensa. En Barcelona dejaba a mi familia, pero en Madrid me reencontraba con mi otra familia, la del oficio, formada por muchos afectos y amigos del alma como Julieta Serrano, Eusebio Poncela, Marisa Paredes... En aquel momento era el auge de la movida y la vivimos intensamente. ¡Era muy movida! Madrid era más canalla que Barcelona.

Aquello me chiflaba. Las noches después de trabajar eran brillantes. Recorrías los locales y en cada puerto hallabas a gente interesantísima, esperada e impredecible. Todos acabábamos en los mismos lugares. Te encontrabas a gente como Pedro Almodóvar allí donde nos reuníamos los progres del momento. Amigo de mis amigos, siempre ha tenido una forma brillante de estar en la vida. Reconozco que cuando trabajé para él años después estaba impresionada todo el rato. Y mira que tenía buenos amigos, como

Marisa Paredes, que conocían bien a Almodóvar porque era del grupo de gente que yo frecuentaba. Pero me sentía intimidada por él. En realidad, esa sensación mía me ayudó mucho a poder salir al personaje e interpretar el papel que hacía en *La flor de mi secreto* (1995), pero el recuerdo que tengo es ese.

Sí, hablo en pasado. Madrid fue durante muchos años mi segunda casa. Todavía me quedan grandes amistades allí, aunque con el paso del tiempo y la falta de comunicación directa, las relaciones se han ido diluyendo. Pero estoy segura de que ellos, los otros, estén donde estén, también saben que el trayecto que hicimos juntos nos hizo crecer como personas. ¡Reíamos como locos! Experimentamos estados de felicidad y de amistad de una calidad difícilmente repetibles. Vivimos un momento histórico que ya ha quedado sellado con un nombre magnífico.

Aunque la vida siempre trae cambios.

Siempre nos queda lo vivido

Poco a poco, y por circunstancias personales, llegó una etapa en la que ya no podía instalarme en Madrid con demasiada facilidad. Iba a trabajar en cine o teatro cuando surgían los proyectos, pero pasar únicamente el tiempo necesario hizo que se perdiese ese contacto. Los que me quedan más lejos son aquellos que formaron parte de la movida. Tanto viaje Barcelona-Madrid-Barcelona pasa factura, y cuando las responsabilidades familiares se intensificaron, me enraicé en mi ciudad.

A veces, la intimidad con los amigos se nos escapa de las manos. Los amigos van quedando atrás y llegan los que están en el aquí y el ahora. Sé que hay momentos inolvidables que todavía viven conmigo y que jamás me dejarán. Aunque lo mío sea una excepción, siempre nos queda el recuerdo —mientras pueda recordar— de lo mucho que nos quisimos, nos apoyamos y nos reímos juntos. *Reír es una bendición y un gran remedio para el alma. También lo es ahora para mí. No creáis que no me río de mí misma. Sigo experimentando lo que es una sonora carcajada.*

Desde aquí quiero hacer un homenaje a Julieta Serrano y a Berta Riaza, grandes maestras del escenario. Ellas me acogieron y cuidaron de mí en Madrid como unas auténticas amigas. El vínculo dura hasta hoy. Berta, la más moderna de su generación junto con Julieta, me precedió en el aprendizaje de cosas complicadas y ya no está con nosotros. Te quiero, Berta. Y a ti, Julieta, pero a ti todavía puedo decírtelo en persona. No hay nada como sentir que te ayuden a transitar por etapas complicadas.

Al cabo del tiempo, en Madrid conseguí un pequeño y acogedor apartamento con balcones que daba a una de las plazas más populares de la ciudad. Me encantaba estar en contacto visual con la gente y el ambiente que se generaba en la calle. Era un lugar sencillo, aunque lo reformé siguiendo mi obsesiva herencia neoyorquina. La principal premisa era la de fuera paredes, excepto las necesarias para la intimidad. El mismo arquitecto que me mataba a sustos con el presupuesto de mi casa barcelonesa fue el que se encargó magníficamente del piso de Madrid.

A menudo iba a comer a las casas de Julieta y de Berta, pues vivíamos muy cerca, nos reíamos y yo me sentía apoyada. Julieta es una lectora compulsiva y una actriz brillante y generosa. Tengo mucha suerte de tenerte como amiga, querida, a pesar de que la distancia no favorece el día a día. Julieta, junto a Núria Espert, nos regaló aquellas magníficas *Criadas* que dieron la vuelta al mundo, y ha brillado en el cine en las manos de Almodóvar y muchos otros. Ahora también me viene a la mente Eusebio Poncela, al que he perdido la pista. ¿Dónde estás? Te echo de menos. También a Carlos Hipólito y a Mapi Sagaseta, su esposa y también actriz. Él, que siempre me hace reír... Ellos configuraban mi círculo madrileño de los amigos-familia.

En Madrid había una *troupe* de sofisticados y nos juntábamos todos, hablábamos de cine, de teatro, de todo. Fue una época muy bonita, todos éramos jóvenes y estábamos inmersos en varios proyectos muy creativos. Había una gran efervescencia artística. Hoy las circunstancias me impiden trabajar, pero recuerdo que siempre iba arriba y abajo. Me sigo sintiendo muy conectada con Madrid. En general, me he sentido acompañada por los amigos siempre, tanto en la Ciudad Condal como en la capital del reino, como un marinero que, como dice la leyenda popular, tiene una novia en cada puerto. Pero todo se va modificando al pasar los años. Y ahora quedan pocos, cada vez menos. Algunos ya no están. Cómo me gustaría encontrarme con algunos de ellos o de ellas, aunque de todos modos sé que no lo deseo encarecidamente. Es la percepción de que cada cosa tiene su momento, su ciclo. Y el pasado lo guardo puro en la intimidad de mi recuerdo, aunque no me cierro a nada o a casi nada.

Todo parecía eterno

Sigo recordando aquella larga etapa de plenitud en la que todo parecía posible, fácil y eterno. ¡Y qué noches en la sala Rock-Ola! Aquel local que se abría a diario fue el centro social de la movida. Ser visto allí significaba algo, y dejarse ver era importante si querías participar de aquel fenómeno cultural. Allí, además de los conciertos, se celebraban todo tipo de eventos, como representaciones teatrales, exposiciones, proyecciones, fiestas, homenajes, presentaciones... Todo era fresco y espontáneo. Una cree que se construye a sí misma, pero los que están a tu lado, los otros, son el espejo en el que te miras. Y por entonces, en aquel Madrid, yo encontré unos cuantos espejos.

La atmósfera barcelonesa era distinta, pero no menos estimulante. Se me aparece como un *flash*, precisamente, el local Flash Flash. En 1970, dos parejas de amigos aficionados a comer bien y deseosos de espacios nuevos donde reunirse montaron el restaurante que a ellos les hubiera gustado descubrir. Un lugar que no fuese ruidoso, con un horario flexible y amplio, luminoso y confortable. Los arquitectos Alfonso Milá y Federico Correa se encargaron del interiorismo; la modelo y estilista Karin Leiz y la intelectual Cecilia Santo Domingo elaboraron la carta; y nuestro amigo el fotógrafo y cineasta Leopoldo Pomés, un grande entre los grandes, creó la icónica imagen del local que no fue otra que Karin. Allí íbamos también Joan y yo con frecuencia, puesto que además de reunirnos con amigos, Joan ejercía de creativo publicitario y allí se encontraba con otros compañeros de profesión. Las tortillas siguen siendo el plato estrella, pero todavía veo a Joan disfrutando con sus hamburguesas inspiradas en Nueva York. Al igual que nos veo en el Il Giardinetto, restaurante italiano en el que también se embarcó Leopoldo y punto de encuentro de artistas, arquitectos, intelectuales, escritores, diseñadores… No puedo evitar sonreír por lo vivido, por aquellas celebraciones más románticas e íntimas o por los encuentros espontáneos donde tanto reímos. Rememorar, mientras se pueda, también hace que asome una sana nostalgia.

Reconocerlos a todos: los que están y los que no

Conocidos tengo muchos; amigos, pocos, pero muy valiosos. Los otros van esfumándose en mi memoria. A los que no están también los comprendo. Estar en la vida ya es bastante complicado como para que tengas que ocuparte de la vida de otro, y ni siquiera hablo de mis circunstancias actuales. Estoy convencida de que los amigos te los pone delante el destino. Y te los pone porque son los adecuados entonces, porque son los que te pueden enseñar algo. También están los amigos que se alejan de ti por razones varias y, a su vez, los que tú alejas de ti por otros motivos. ¿Y qué hay de los que sientes que te han traicionado? Está claro que hay que seguir el camino dejando atrás a muchos quereres y, al final, ¿quién decide que esto sea así?

Sí creo que es importante reconocer lo mucho que me han aportado y lo mucho que he querido a todos los que me han acompañado en el trecho que hemos hecho juntos. Y esto también vale para los amores. Ahora me siento como si estuviera en un libro de autoayuda… ¡Qué horror!

Hablo desde mi momento en la vida y de cómo lo siento. No es mi intención dar lecciones a nadie, que bastante tenemos con aprender a vivir. Cada uno de nosotros tiene que hacerlo como vaya viniendo, o sea, como pueda. Y después quedan los amigos que te acompañan siempre. En mi vida están todos: los más recientes, los que siguen estando y también los que ya no están. La vida sigue su curso y nosotros con ella. No hay que apegarse ni siquiera a las amistades, y menos a los novios-amantes-maridos. Y aquí llegamos de nuevo a la Gestalt.

La importancia del aquí y del ahora, de aferrarme al presente, más que nunca, cobra una mayor dimensión. Lo sé porque, además, lo experimenté en el pasado. Hace años tuve una enorme depresión que duró mucho tiempo. Hice de todo, pasé por muchos especialistas, y también profundicé en la terapia Gestalt, algo que he seguido haciendo durante años. El enfoque de la Gestalt es el que más me ayudó. Me sirvió para tratar de actuar y de vivir con una entrega total. El cuerpo y la mente van cogidos de la mano. También me ha servido para enfrentarme a los embates de la vida, que los ha habido y muchos, como nos pasa a todos. Así que, llevando a cuestas a mi amigo Al, también me resulta útil ahora.

El estar presente en el presente me ayuda mucho a sobrellevar la enfermedad que quiere lanzarme a la oscuridad.

No está siendo un entrenamiento fácil el de vivir la vida conscientemente y trabajando para que tu cerebro no pase de un pensamiento a otro sin parar, que es lo que suele pasar. Quedarse en el momento a momento es un trabajo muy profundo. No es fácil, pero bastaría con ser conscientes de la multitud de inconsciencia que tenemos sobre el brotar continuo de pensamientos que acuden sin tregua a nuestra mente y cómo se van relacionando los unos con los otros en una carrera sin fin. Se trata de inducir a la mente a estar presente en el presente, evitando ese vagabundear y discurrir de ideas. Juntas, yo y mi mente, deberíamos estar presentes en todas las situaciones de la vida. Esto me lo enseñaron también mi psicóloga Carmen Durán, y Juan Carlos Corazza en el teatro y en la vida. A través de ellos, tuve la suerte de hacer un programa SAT (Seekers after Truth), que incluía un retiro para aprender la práctica del vivir en el aquí y el ahora.

Cuando el dolor se calma, doy las gracias internamente a todos los que me llevaron al camino de la Gestalt. ¿Cómo iba a imaginar que lo que entonces era un aprendizaje para sobrellevar los avatares de la vida y la excesiva sensibilidad que me ha caracterizado me acompañaría para facilitar mi relación con Al, para sobrellevar lo que sucede con una especie de…, digamos, aceptación o dignidad? Siempre vuelvo a esas enseñanzas como una forma de salvación. Cuánto valoro aquellos ya lejanos retiros con el maestro

Claudio Naranjo, aquellas charlas con Carmen, y que mi amigo Juan Carlos y su esposa Betina hagan huecos de vez en cuando en su intenso calendario para venir a darme un abrazo a Barcelona. Eso es amor.

Evitar los malos pensamientos y mantenerme activa

Las enseñanzas de Claudio Naranjo, impulsor de la Gestalt, se convirtieron en una organización que se llamaba Seekers after Truth, cuyas iniciales coinciden con el término sánscrito que se refiere a la *verdad* y al *ser*. Con los años también he trabajado el estudio del eneagrama de la personalidad, un sistema de clasificación para estudiar nuestra forma de ser. El eneagrama es una manera de conocer y reconocer qué eneatipo o tipo de personalidad dirige tu vida y cuáles han influido en tu ser para poder trabajar contigo misma desde una base sólida. En total, hay nueve, y, entre ellos destacan el leal, el entusiasta o el sensible. Saber a qué prestamos atención en nuestro día a día y nuestras emociones, qué nos influye o nos preocupa, tiene que ver con el eneatipo. Añado que esta enseñanza ha sido una gran lección para llevar con más o menos dignidad la enfermedad que dirige mi vida. Parte de mi personalidad es la que el alzhéimer va borrando de mi cerebro, y el aquí y el ahora se convertirán poco a poco en la antesala del no ser.

Mi trabajo ahora es tratar de detener los pensamientos sobre la enfermedad que están todo el rato presentes, y no dejarles espacio para que se apoderen absolutamente de mi mente. No es fácil, porque la evidencia de lo que pasa tiene mucho protagonismo a lo largo del día, pero creo que es algo que puedo hacer. Y es mejor hacer algo al respecto que no hacer nada.

Si me dejo llevar no puedo resistirlo, es demasiado cruel ver y asistir a tu pequeña muerte, a diario, a cada hora, minuto, segundo... Poquito a poquito, sabiendo que todavía soy consciente de lo que ocurre, pero también sabiendo que despacito voy a dejar de verlo y saberlo. ¿Cómo puedo dejar de pensar, aquí y ahora, que en un futuro estaré obligada a vivir sin mí, aquí, y sin mí, ahora? Y lo que es peor es que ni sabré dónde estoy mientras me encamino hacia la nada.

Así que practico estar activa creativamente en el presente, escribiendo como ahora, por ejemplo. Intento llevar a cabo esa creatividad activa en todas las situaciones de la vida, y si me asalta Al con todas sus armas y llega de nuevo el discurso ya desgastado de cómo continuar, aceptar o dar espacio al terrible destino que me espera... grito una vez más: «¡Aquí y ahora! ¡Estoy aquí y ahora!». Me doy cuenta de que me doy cuenta y eso es estar *viva* todavía.

Lo mío es una lucha permanente.

Pero también a veces le doy tregua a la mente y saco a juguetear mis lágrimas. Bueno, en realidad, ellas saben cuándo atacar y son felices, como cuando los niños salen al recreo. Inician su camino en mi cara y saltando van torrente abajo. El nombre de mi calle se inicia con un «Torrent de…» porque antaño las aguas que bajaban de la montaña pasaban por aquí. Dejad que de paso haga una especie de absurdo homenaje a los torrentes de la vida. Luego, como los torrentes, las lágrimas desaparecen y llegan los gozosos momentos de tranquilidad, como la sensación que te queda después de un chaparrón. Como si te sintieras limpia hasta que de nuevo se reinicie la sesión.

Y así más veces.

11

Cuando ya no sea

YO

He tenido muchos miedos, pero ahora solo me domina el miedo por la pérdida de la identidad a medida que la enfermedad avanza. Si reflexiono, me asusta cada vez más. Por eso es tan importante persistir (otra vez), estar activa y no encerrarme tanto en casa. O estar en casa, pero cuidando el intelecto, además de otros quehaceres, claro. Como dijo Sylvia Plath, «lo que quiero recuperar es lo que era». Ojalá así fuese porque, también según sus palabras, «cuando estás loco, estás ocupado siendo loco todo el tiempo».

Lo más duro es saber que esta dolencia no deja de avanzar. Esto es una constatación que me atañe. Así que solo puedo esperar activamente hasta que la enfermedad se apodere de mí. Devore mi yo, mi ser, aunque mi cuerpo siga intacto, y añado que dejo mi esperanza puesta en una muerte digna. Y para que no queden dudas, lo dejo aquí por escrito, con mis propias palabras.

Cuando mi yo se diluya en una confusión incomprensible
—que sin duda será visible para el espectador—; cuando el
lenguaje deje de ser lenguaje para convertirse en una sonoridad incomprensible; cuando las caras queridas se fundan
y se confundan en mi memoria y yo deje de reconocerlas, da
igual que asome un atisbo de reconocimiento que desapa-
recerá al momento, o un poco más tarde, entonces quiero
una muerte digna. La exijo. Cada día me acerca más a ese
momento y soy muy consciente de lo que me va sucediendo. Es como si mi presente se acortase. Es duro, sí, para
mí, para mi familia, para los que me quieren o quisieron...
Pero la sociedad no puede, no debe ponerse por delante de
los deseos de un ser que, conscientemente, adopta esta decisión como necesaria para decir adiós con conciencia, ergo
con dignidad. Así es. Jamás me he arrepentido de nada.
Tampoco de esto. Es más, estoy dispuesta a acudir donde
sea necesario mientras sea posible y mi familia, encabeza-
da por mi hermano Joan, lo crea conveniente.

Espero que me disculpéis si la necesidad o el cerebro me
obligan a repetirme una vez más.

A ratos quiero creer que todo esto es un error, que se han
equivocado con el diagnóstico y... ¡me lo he creído! Luego
me digo que, efectivamente, se ha destapado muy pronto
por mi profesión. Al menos, si lo necesito, sé que puedo
gritar «SOS» y pedir ayuda. Utilizo muchas técnicas para

superar los momentos difíciles. Le permito a mi niña pequeña que llore, chille y desaparezca en la cama. Esto último es lo que más le gusta, estar allí envuelta por las sábanas. Además, es práctico y muy discreto. No quiero que los vecinos nos pillen y les alerten los ruidos. Cuando se calma, la dejo descansar un poco o me invento alguna actividad que pueda llevar a cabo. Como siempre hay cosas pendientes, acabamos tranquilas y entretenidas y, si no hay suerte, recurro al truco de la caja tonta, como mi amiga Berta Riaza llamaba a la tele. Tonta o no, es muy útil en momentos tan escandalosos.

Me gusta estar sola y disfruto del tiempo que puedo dedicarme a mí misma. Y aunque ahora mi situación es bastante complicada, intento no dejarme vencer por las tentaciones a las que estoy sometida: llorar, comer, compadecerme, enfadarme, dar paso al miedo y abocarme al abismo. No sé cómo lo hago, pero lo suelo parar. Quiero creer que todo el tiempo dedicado al trabajo ya contado sobre mí misma con la terapia Gestalt, las sesiones con mi psicóloga de Madrid, los retiros con Claudio Naranjo y la profundidad de mis conversaciones con Corazza eran ya un prólogo de preparación para encajar lo que me sucede ahora.

Así que trato de observarlo todo con una mirada comprensiva y le hablo a mi niña interior invitándola a que mire atrás y vea lo valiente que ha sido, lo mucho que ha luchado para ser lo que quiso ser. Le cuento que hoy, ella y yo tenemos que seguir siendo como siempre y que hemos compartido la hermosa misión de escribir este libro. Siento que esto sí que puede tener una utilidad, y por eso lo he hecho. Aquí queda. Si no es un legado que sirva para los actores o para quien tenga interés, al menos mi familia, a la que ya no conoceré, o a la que conoceré, pero no reconoceré, según como vayan las cosas, podrá saber quién era yo. Quizás porque soy actriz tengo la necesidad de abocar esto y de convertirlo en un acto artístico. La actriz está aquí empujando. Me he ido cerrando y me he ido alejando. Creo que mucha gente lo sentirá. He vivido momentos muy intensos en cine y en teatro, y creo que muchos tendrán un buen recuerdo de mí.

Debo confesar que esta llamémosla fatalidad también me ha traído hoy hasta aquí para intentar relatar en este texto y tratar de explicaros cómo actúa esta enfermedad y cómo afecta a mi todavía vida consciente. He sido capaz de escribir sobre mis sentimientos teniendo la espada de Damocles encima. Veo cómo va esto poco a poco, y me doy cuenta, quizás no tanto como me pienso, pero voy viendo todas las cosas que me pasan y que he tratado de relatar en estas páginas. Sé que me dirijo hacia la oscuridad. Pero lo importante es levantarme cada día y seguir. Hay que dejar que el tiempo haga su trabajo mientras mi cuerpo y mi mente se van sosegando. Valoro cada nuevo día porque todavía mantengo la conciencia de lo que me pasa. También sé que, en lo que me queda de vida, inevitablemente seguiré temiendo y rastreando las pequeñas pistas que me llevan hacia la nada. No creo en el diablo ni en los castigos divinos, ni que en el supuesto cielo me vayan a esperar un coro de ángeles para que vea al Maestro. Sí, alguien debió de ser el artífice del bien, imagino, pero no creo en los milagros. Prefiero quedarme con la certeza del poder mental de algunas personas: aquellos profesionales que con sus conocimientos pueden curarte o aliviarte.

Hay un poema de Gabriel Celaya que me encanta, «Los espejos transparentes». Refleja muy bien lo que siento, esa confusión en la que a veces me muevo. Así me siento, indecisa como una pobre mujer perdida, como diciéndome a mí misma «Tú qué, ¿quién eres?», y también respondiéndome «Cómo, ¿qué quién soy?»

Porque, en realidad, tal y como escribió el poeta, *nada es lo que se ve en el espejo.*

Preocupada por una vida indigna

Igual que puedo morir mañana por algo inesperado, también puedo vivir muchos años más —mi cuerpo goza de muy buena salud—, a pesar de que ya son muchos los que he vivido. Si así fuera, los viviré con el okupa de mi mente.

Sí, me pregunto hasta cuándo. ¿Qué sentido tendrá vivir cuando Al me haya engullido el cerebro del todo y yo deje de estar capacitada para cuidar de mí misma o de comprender lo que me rodea? Ninguno.

De vez en cuando me enfado con mi amigo Al, pero es mi compañero de viaje y, bueno, hay que *pactar*. Lo llevo peor con las malditas normas de la sociedad ¿avanzada? en la que vivo, que no sé si me permitirán morir cuando mi yo ya no esté. Creo que soy la única que puede decidir cómo quiero morir, y quiero que sea dignamente. Una muerte digna para mí es, debe ser, una que tenga lugar en el instante en que ya confunda las caras de los seres queridos o no pueda lavarme sin ayuda o hable en un idioma indescifrable. Cuando mi cerebro esté no se sabe dónde, ni aquí ni ahora. No querré ir más allá de ese momento. No quiero vivir indignamente.

Cuando mi cuerpo se olvide de cómo se hace para caminar, beber, hablar, amar... Y mi esqueleto desaprenda lo aprendido, a la par que mi mente se derrite con Al llevando el timón, dueño del que será mi *ya no yo*.

¡Quiero una muerte digna!

Cuando aquello que llamamos *yo* ya no esté, da igual si de vez en cuando surge una reacción como si yo estuviera. Ni caso. Yo ya no estaré y no quiero retrasos en un proyecto tan perfilado. Lo tengo escrito, firmado y depositado en los lugares debidos. Que se junte conmigo quien también lo necesite. Que sé que somos muchos con distintos diagnósticos sin esperanza de curación.

Quiero, pido, exijo una muerte digna.

En nuestra sociedad se habla mucho de la muerte digna, pero tengo la impresión de que estamos en la prehistoria sobre esta cuestión. Creemos que la vejez es sabia, y sí, ¡yo también lo creo! Pero, en mi caso, no. Porque me iré convirtiendo en un *ser sin ser* al que tienen que tratar como si de una niña pequeñita sin habla se tratase, una niña que acabará balbuceando un lenguaje casi incomprensible, como los pequeños cuando empiezan a lanzar sus primeras palabras, pero al revés. Ellos están aprendiendo y yo iré desaprendiendo. ¿Dónde está la palabra *dignidad*, en la que tanto nos recreamos todos? ¡Vida digna! ¡Muerte digna! ¿Para quién? ¿Quién decide qué?

¿Llegaré a tiempo para poder morir con dignidad?

Todo lo que me queda por luchar

«Sea como sea, espero encontrarme contigo en el cielo o en el infierno. ¡Maldita sea!» Y es que, sin pretenderlo, estas palabras que han salido de mi boca espontáneamente las aprendí de la boca de un gran personaje, un gran maestro del cine que es un magnífico ejemplar humano difícil de encontrar hoy. Pertenecen por derecho a mi querido Gonzalo Suárez, uno de los más brillantes creadores del cine español de todos los tiempos. Un fascinante luchador. Un verdadero genio.

Maldita sea es una expresión que está muy presente en su vocabulario que, por cierto, es muy rico —el vocabulario, ¿se entiende? —, y me hacía mucha gracia escucharlo de su boca porque en sus labios se convierte en algo delirantemente creativo. Es un gran maestro de la palabra y del cine de autor. Hace años que no le veo, cosas de la vida… Ojalá nos encontremos otra vez.

Maldita sea me suena también a la canción que más amo, la de mi queridísimo Antonio Flores. «Maldita sea mi vida…» Te comprendo, Antonio, tú también sufriste lo tuyo. Lloro contigo siempre que la escucho. En mi boca, la expresión suena a una plegaria que el cielo no quiere escuchar y a un enorme enfado por lo incomprensible de una sociedad que se considera avanzada y que no parece que permita morir en paz a las personas que lo deseamos. Muerte digna, por favor. ¡Maldita sea, todos a una!

Ojalá lo consiga, porque es todo lo que me queda por luchar. Sé que muchos lo quieren también. Yo, o mi yo que irá dejando de ser yo, se emociona solo de imaginar a Antonio Flores llevándome cogida del brazo cantando al unísono «maldita sea mi vida» mientras entro con él en... *¡Tata tachan!* El reino de los cielos. Qué extraña y magnífica pareja. Sería bonito si pudiera ser real. Bueno, me conformo con que la pongan en mi funeral, que no lo quiero, pero si es inevitable, me gustaría que fuese un recital con poesías elegidas y músicas amadas.

E igualmente, como no, me aparece Lluís Llach con su canción *Ítaca*, una canción magnífica que vale para muchos momentos dispares, que nunca pasa de moda y que me ha ayudado a llorar cuando siento la necesidad de hacerlo, a rezar, a estudiar, a amar o a buscar la esperanza. Es una joya flexible y sincera que se adapta a tu estado anímico. Lloro siempre que la escucho. Llorar es sano y bueno para la piel, dicen. Venga, pongámosla en la despedida y dejemos atrás la palabrita *funeral* para el funeral.

Claro que también se me presenta en este momento Joan Manel Serrat, otro monstruo delicioso que me acompañó en mi adolescencia. Sus letras me hablaban claro y me emocionaban profundamente. Lo encontraba superatractivo... Bueno, nos pasaba a todas. *La tieta* de Serrat también irá al funeral. ¿Tendré que olvidarme de Mozart y de los Beatles? No, los quiero a todos. ¡Ah! Y me pido también... No sé. Lo he olvidado. Sí, a Chopin.

Y ya desahogado ese tema que agria el tiempo que me queda de vida real, me gustaría hablar del después.

Ser recordada como yo los recuerdo a ellos

Imaginándome cómo será mi vida sin mí, ¿cómo me pensarán? ¿Alguna vez verán alguna película en la que yo haya intervenido para recordarme? ¿O se hará un sano silencio para no recordar? Lo cierto es que me siento absurda con esos pensamientos. ¡Qué más da! Yo no voy a estar. De la misma manera que sin proponérmelo la vida me trae hoy a la mente a mis padres y a mis seres queridos que residen en el más allá desde hace tanto tiempo, supongo que conmigo pasará un poco lo mismo. Yo vivo con ellos, los que ya no están, situaciones en las que aparecen mamá, papá, mis abuelos o mis tíos.

No hablo de cosas trascendentes, sino de mi forma de ser. Por ejemplo, tengo un cuidado hacia ciertas cosas que viene de mamá, una actitud ante la vida que viene de papá, una fortaleza ante las pruebas que nos trae la vida que compartían los dos, siempre unidos, siempre juntos, aunque también recuerdo algunos enfados. No puedo evitar que me salga una sonrisa comprensiva. ¡Eran humanos! Pero yo asistía a todos los pasos que los llevaban al acuerdo final. Eran dos en uno.

Los que ya no están sí siguen estándolo en mí, forman parte de mi existencia y lo puedo ver o sentir. Fueron unos padres magníficos. Nos dieron alas a los tres hermanos y a mí me apoyaron con ciertas precauciones en mi vocación artística. Se unieron para superar las dificultades y consiguieron mantener a la familia unida. La manera de reír de mi hermano mayor, la manera de ser del pequeño... Los padres están presentes siempre, aunque no seamos del todo conscientes. Yo los tengo conmigo, los llevo en mi interior sin pensarlo. La huella y el regalo que nos han dejado, la herencia más hermosa que se puede tener después de tantos años, que es seguir amándolos y recordándolos en cosas intrascendentes o muy trascendentes. Veo a mis hermanos y ahí siguen Josep y Conchita, siempre para bien.

Así me gustaría ser recordada, como ellos, aunque mi vida ha tomado un camino muy distinto del esperado, pero no por ello mis padres estarían menos orgullosos de mí, estoy segura. Y, cómo no, de mis hermanos, a los que yo admiro incondicionalmente. Si me repito, lo siento, es la maldita enfermedad. Se las carga mi amigo Al y yo sigo adelante. ¡Qué menos que poder echarle las culpas a él! La muerte no me asusta. No creo que me espere nada ni nadie después de ella. Cenizas, nada más. Pero sí sé que, para bien o para mal, viviré en las personas que me han tratado muy de cerca y confío en que la huella dejada sea más para bien que para mal. E insisto: ¿cómo aprenderíamos a vivir sin los errores?

CARTA A MI AMIGO AL

Querido Al:

Te escribo esta única carta que recibirás de mí para aclarar algunas cosas entre nosotros.

Me estás arrebatando mi pensar, mi sentir y mi ser. Lo has hecho mucho antes de que fuera consciente de tu presencia en mi vida. Lo has hecho sigilosamente, pasando inadvertido al principio, disfrazándote de otros personajes y escondiéndote en el cansancio, la depresión, el estrés o el miedo. Poco a poco te voy conociendo. Sé que no hay nada ni nadie que te pueda parar. Eres tozudo e insistes en estar siempre presente: cada día, cada hora, cada minuto, cada segundo... Sé cómo actúas.

Trato de protegerme mientras te veo como un compañero de vida. Aun así, no dejo de preguntarme por qué me elegiste a mí. No será porque haya tenido una vida entre algodones y merezca una lección. Debes saber que he tenido que luchar mucho para conseguir ser quien soy. Y no hablo de la actriz (que también). Me refiero a la persona. Al, no me han dado nada gratis, excepto el amor incondicional de mi familia, de los que están y de los que nos dejaron hace un tiempo. En eso he sido afortunada. Pero cuánto he tenido que trabajar, a puerta cerrada y sin un público que lo viese, para comprenderme a mí misma... Siempre tratando de entender ese manantial de sensibilidad que ha dirigido mi vida desde la adolescencia.

Siento la tentación de decir que tanta sensibilidad anunciaba tu presencia. ¿Eres tú el que ha estado conmigo desde el principio de los principios? Soy tímida, sensible y, para protegerme, algo distante. Aunque la timidez desaparecía cuando subía a un escenario. Qué gran descubrimiento fue para una excesiva sensibilidad como la mía poder regalar esa capacidad o emoción a cada uno de los personajes que he interpretado...

En cualquier caso, debo ser honesta contigo: habría preferido que me eligiesen otros y no tú. A veces pienso que habría sido mejor algo fulminante, sin esa carga que arrastro —y arrastraré— a diario hasta quién sabe cuándo. Porque pesa. Sin embargo, todavía tienes que completar el trabajo para apoderarte definitivamente de mí. Guardo bien mi sensibilidad en un cuerpo fuerte y sano todavía. Y aquí dejo todo esto por escrito. Cuando ya no sea yo, espero poder leerlo o que me lo lean para intentar recordarme. Ojalá pudiese despedirme de ti. Mientras tanto, mientras sea yo, seguiré adelante.

Poesía *alzheimérica*

Y pido una muerte digna

Cuando mis palabras se enrosquen en un idioma indescifrable,
cuando mire sin ver,
cuando vea sin mirar, vagabunda, ajena a lo que sucede,
cuando me duerma recién vestida
o me despierte recién dormida,
cuando reaccione a un sonido amable
o me asuste una vaguedad indescifrable,
cuando mi cuerpo no responda a un estímulo
aunque obediente se pliegue al sonido conocido,
cuando las voces amadas no me arranquen una sonrisa
o las poesías preferidas ya no rieguen mi rostro
con gotas suaves como caricias,
entonces, quiero una muerte digna.

Voy vaciando mi casa

Voy vaciando mi casa a la par que mi mente se queda vacía.
Vacío de mi casa,
vacío de mi mente,
vacío de mi yo que de puntillas deja de ser yo.
Movimientos repetitivos que se pierden en el espacio
como en una coreografía de Nacho Duato
ejecutada por la que fue su primera bailarina…
Hacer, deshacer, repetir.
Hacer, deshacer, reconstruir.
Hacer, deshacer, deconstruir y seguir.
Y así 1-2-3-4-4-3-2-1, 2-3-4-5-5-4-3-2, 3-4-5…
Infinitamente.
Hasta que la música se apague y solo quede La Música
Deuxième, *la de Marguerite Duras.*

9 de septiembre de 2022

Muchas ventanas

Muchas ventanas persiguiendo el rodar del sol.
Espacio amplio donde el aire se desliza como una caricia.
Sonidos amables rebotan desde la calle.
Sonidos vulgares intentan alejarlos.

Sonidos de la vida filtrándose por las ventanas.
Sonidos que acaban su ciclo muriendo en mi mente.
Mi casa.

16 de septiembre de 2022

Yo

Yo, un conejo huyendo de su destino
mientras Al me persigue sin fin.

¡Se apunta al desafío!
¡Quiere apoderarse de mí!
Corro y corro sin cesar
¡con la conciencia todavía intacta de mi destino!
Solo un milagro puede arreglarlo.
¡No quiero ser engullida por este remolino!
Imágenes caóticas construyen mi futuro
y la cabeza toma en mí la forma de Hur
mientras intento olvidar el olvido que me lleva hacia el no estar.

18 de septiembre de 2022

Volvemos a empezar

Indisciplinadamente disciplinada.
Juraría que me rodea el caos,
ya que casi nunca lo empezado es acabado.
Hasta que lo vuelvo a retomar
y, si hay suerte, continuar.
A no ser que mi pensar se haya ido a pasear
y me llame la atención cualquier otra cosa en otro lugar.
Y «cualquier otra cosa» me lleve a otra
y otra, a otra sin parar.
Dejando así, abiertas, un revoltijo de imposibles múltiples
posibilidades
mentales o materiales.
¿Volvemos a empezar?

23 de septiembre de 2022

Escribir...

Escribir me limpia por dentro.
Es como una espuma suave y dulce que me suaviza el espíritu.
Es como vomitar y sentir después el estómago ligero.
Es como lavarte los dientes y notar el frescor de tu dentífrico
preferido dejándote un suave sabor en la boca.
Es como dejar una bonita poesía salir de tus labios.

Es como utilizar palabras malsonantes hasta que emerge el auténtico lenguaje.

Es como abrir el corazón para dejar que se marchen volando los malos espíritus.

Es como un suavizante que deja la ropa fresca y perfumada.

Es como cambiar de idioma sin que nadie se escandalice.

Es... ¡purificador!

Sin fecha

No. Nada bien

*Porque con la soledad el alma se entristece
y el corazón tiene un vacío...*

*Porque en medio del ruido es donde se suele encontrar solo
y sin sentir ningún tipo de ruido.
¿Por qué deseamos estar solos si cuando lo estamos no
encontramos ningún consuelo?
Deseamos gritar y gritamos.
Deseamos reír y reímos.
Hacemos todo lo que queremos,
pero después seguimos encontrándonos solos
y no nos ha servido de nada ni gritar, ni reír, ni llorar
porque seguimos estando solos.
Veo a la gente pasar por la calle,*

mirándose los unos a los otros,
se repasan los unos a los otros
y se critican mutuamente.
Ven unos cabellos largos y dicen: «¿Chico o chica?».
Ven unos cabellos cortos y dicen: «¿Chico o chica?».
Nunca estamos contentos,
nada encontramos bien.
Librémonos de prejuicios.
Dejemos vivir a la gente.

Poesía de juventud, sin fecha

Epílogo

Madrid. Aeropuerto de Barajas. Vuelo de Iberia Madrid-Roma. Llego en horario a la puerta de embarque. Tengo unos minutos para respirar, aliviando cierta agitación que me producen los aeropuertos. Aprovecho para revisar las obras de Chéjov con las que trabajaré en el curso que impartiré en la tierra de mis abuelos. Confío en que las actrices y los actores italianos comprenderán la Rusia del siglo XIX, personajes que buscan la felicidad, que trabajan con la esperanza de un mañana mejor para el mundo. ¿Encontrarán resonancias en la realidad actual?

Comienza el embarque. Avanza la fila de pasajeros. Suena mi teléfono móvil: Carme Elias, para mí, Carmen. La confianza de nuestra amistad nunca ha necesitado la antesala social de un «hola cómo estás», y ahora tampoco.

—Es alzhéimer. Acaban de decírmelo.

Su hermosa voz se quiebra en la sonoridad de un llanto tan hondo que corta mi corazón. Solo el silencio y mi escucha pueden acompañarla. Hasta que logro preguntarle dónde está.

—Saliendo de la consulta médica.

La voz que ha expresado el dolor de tantos personajes ahora está rota, pero aun así no pierde la claridad que nos ha regalado desde tantos escenarios.

—Está confirmado, es lo que se temía, tengo alzhéimer.

Un silencio infinito en el que pensamientos, palabras, acciones y creencias caen, con la certeza de que nada volverá a ser igual. Respiramos juntos en ese vacío durante unos minutos más, hasta que mi vuelo está a punto de despegar.

—Te quiero mucho.
—Yo también te quiero.
—Te llamaré al llegar a Roma.

La imagino acogida en los brazos de sus hermanos, cuñada, sobrina, sobrinos…, de su hijo Nico. Cuando todo se cae queda el amor de los vínculos. Pero llegada nuestra hora también eso tendremos que soltar. Cierro mis ojos deseándole a mi muy querida amiga muchos años con buena calidad de vida.

❧

Barcelona. Varias décadas antes. Teatro Mercat de les Flors. Noche de estreno de la obra *Acreedores*, de August Strindberg.

Los ensayos fueron breves e intensos, no exentos de serias dificultades y muy creativos. Se escucha el rumor del público que se acomoda en el patio de butacas. Faltan diez minutos para dar comienzo a la representación. Carmen, ya caracterizada para el personaje, sale de su camerino buscándome en la oscuridad del pasillo que conduce al escenario. Temblando, me coge de la mano y me dice:

—No sé quién soy ni lo que tengo que hacer. No recuerdo la letra.

Algunas actrices y actores viven esto durante unos instantes, y después se lanzan a actuar. Le doy un abrazo y la miro:

—Tú eres Carmen, y lo que me dices es parte de lo que siente tu personaje. Ahora interpretas a Tekla, una escritora separada de un escritor. Llegas de un paseo para reunirte con tu amante, un pintor. Tú recuerdas bien el texto, su porqué y para qué, pero la manera en que lo harás debe ser espontánea, no mecánica, imprevisible. En parte esto es algo nuevo para ti y, aunque te gusta, sientes un poquito de miedo. Atrévete a dejarte llevar y a disfrutar de comunicarlo al público.

Carmen jamás olvidó una sola palabra de esta obra compleja. El miedo escénico y la fantasía de olvidar el texto es algo que muchos profesionales enfrentan. Carmen lo vivió y superó poniendo conciencia y trabajando con rigor. Su pasión, inteligencia y claridad con la palabra son cualidades que siempre la han distinguido. En varias funciones fue tomada por esa entrega y gracia que solo alcanzan grandes intérpretes. Más allá de su técnica, experiencia y encanto, tuvo el coraje de comenzar a soltar algunos hábitos adquiridos, arriesgándose a expresar emociones, pensamientos y reacciones de su personaje de una forma más libre para ella, con momentos escénicos vibrantes e imprevisibles.

Intuición. Dejarse llevar. Sabiduría que surge del instinto. Una época en que el dolor de su herida de amor tendía a mezclarse con los sentimientos de su personaje. Cuando el drama escénico corre el peligro de convertirse en el propio psicodrama, para atravesarlo hay que pasar por él con conciencia, y luego desear soltarlo. Tomar distancia para comprender y dar vida al personaje, entrando y saliendo de la ficción con libertad, gozo y creatividad.

Cambiar. Fue por entonces cuando Carmen inició un proceso de autoconocimiento, un camino de transformación profunda que la llevó a encontrarse con sus miedos, sus fantasmas, y también con su valentía y su gran corazón. Me transmitió que ya era hora de empezar a buscarse a sí misma. La sentí decidida, parecía impulsada por lo que Shakespeare nos dice en su obra *El rey Lear:* «Trata de conocerte a ti mismo antes de llegar a viejo».

Barcelona. Barrio de Gràcia. Casa de Carmen. Sábado por la mañana. Un tiempo después del diagnóstico.

El amplio sofá blanco es el testigo de una mujer que mira de frente a su misteriosa enfermedad. Allí, donde tantas veces disfrutamos de la confianza y transparencia de nuestra amistad, en las últimas visitas que le hago pasamos un buen rato para llorar abrazados. El atardecer recordó a nuestros cuerpos que llevábamos ya muchas horas sentados, y mucha vida vivida. Con la serenidad que sobreviene a la tormenta, ella me dice que ha tenido una vida hermosa, realizándose con el amor a su profesión.

Está agradecida de tener la fortuna de contar con su hermano Joan y toda su familia acompañándola. Una fuerza respetuosa y generosa que va a sostenerla incondicionalmente.

Antes de cenar fuimos a dar un paseo por su barrio, hasta encontrar la tienda donde me compró la mochila que quería regalarme.

Al dormirme, escucho el silencio de su precioso hogar, construido con esfuerzo, trabajo y perseverancia, e imagino que enmudece de tristeza y soledad.

Durante el desayuno, la claridad de la mañana pareció animar a Carmen. Así, nos ensamblamos en una conversación sobre la posibilidad de hacer pública su enfermedad.

Ahora, un nuevo cambio: en el escenario de la vida estaba mostrando su verdad en vez de la de sus personajes, preguntándose a que se debería tanto revuelo mediático, interés o admiración. Quizás nos sorprenda y admire ver a alguien abrirse tan honestamente, compartiendo situaciones que habitualmente permanecen en la sombra de cada uno, de la familia, incluso de la sociedad.

Casa de Carmen. Sobremesa. Nico, con el orgullo del joven que está madurando, nos muestra los nuevos dibujos que ha hecho, su imaginario impregnado del mundo del cómic, hasta que le da a Carmen el beso de las buenas noches.

La mayor felicidad de Carmen es verle encontrar caminos para una buena vida. Quizás el dibujo gane a su peligroso apego al ordenador que a ella tanto le preocupa. Lo que más desea es terminar de encauzar lo que pueda ayudar a este joven a sostenerse, a seguir creciendo con salud y amor.

Madrid. Estudio de actuación. Preparación para la película *Camino*, de Javier Fesser.

Sentados en el suelo de la sala de interpretación, leyendo y subrayando frases del guion, apuntando en sus márgenes palabras inspiradoras para la acción, Carmen se entregaba a su preparación con el rigor y el compromiso de quien ama este oficio, consciente de su responsabilidad.

El viaje por su imaginario nos llevó hasta la niña Carmencita en su escuela, aquella niña de familia modesta de un barrio barcelonés, inocente, pura y con una profunda fe en lo invisible. Abrazándola con imaginación, se convirtió en inspiración para crear su personaje para la película, una madre tan humana como terrible, movida por un extraño amor hacia su hija. Unas pocas tardes bastaron para prepararse y estar lista para entregarse a las propuestas del director. El destino quiso que el Goya a la mejor actriz protagonista fuera para... ¡Carme Elias!

Separados por un intervalo de varios años, fueron dos los guiones de Claudia Pinto en los que acompañé a Carmen en nuevos mundos imaginarios. Ensayamos *La distancia más larga* durante varias tardes en mi casa y, como siempre, ella se entregaba a probar, imaginar y comprender a su personaje, tomando lo que surgía con pasión e inteligencia. Registró sus notas con mucho detalle, pero quedaron olvidadas en el avión que la llevó hasta el rodaje en Venezuela. Desde allí me llamó angustiada justo antes de rodar la escena en que su personaje está próximo a su muerte. Las notas que tanto la ayudaban a imaginar esa ficción ya no estaban. Aquello me pareció una invitación o un desafío para dejarse llevar, para crear el abismo ante el que el personaje está, el coraje de una mujer cuando va a dar el salto hacia la muerte.

Años después. Un extenso parlamento de la película *Las consecuencias*, segundo guion de su directora y amiga Claudia. Su pasión y dedicación al trabajo no mermaron a pesar de los inquietantes estudios que estaba realizando sobre su memoria. En el vestíbulo de entrada a su edificio había un piano que aprovechó para ensayar las secuencias en que su personaje, una pianista, debía tocar.

La agitación de su mente durante el rodaje no le impidieron expresar los sentimientos sobrecogedores de su personaje.

Entre las nubes de su mente, que confunde u olvida los tiempos, por momentos aterrada y consciente de la posibilidad de que se desate una tempestad devastadora que acabe definitivamente con la conciencia de quien es, la lucidez de Carmen brilla como nunca lo ha hecho.

Su coraje para no negar y ver la realidad, abriéndose más y más al amor, la ayudó a comprender y aceptar las diferencias o limitaciones de sus seres queridos, de amigos cercanos de tiempos ahora lejanos. Asintiendo a lo que le ha traído el destino, la lluvia de sus lágrimas envuelve sus mejillas, mientras su corazón y su mente encuentran remansos de alegría, una nueva y misteriosa paz interior.

¿Adónde irá ese misterio que es ella misma, cuando su mente-pensamiento ya no esté aquí?

Madrid. Teatro Nuevo Alcalá. Premios Actúa de la Fundación AISGE.

En el teatro abarrotado de profesionales del audiovisual, cuando la gala ha terminado, Carmen, con el premio a su trayectoria en la mano, siempre acompañada por su hermano Joan, recibe el saludo de compañeras y compañeros que se le acercan. Entre tantos encuentros, resulta difícil atravesar el largo pasillo que conduce a la salida de la sala. La siento contenta e inquieta a la vez, abrumada ante rostros que no ve desde hace años, miradas, voces que traen épocas pasadas, personas a quienes ahora no le resulta fácil poner nombre y apellido.

Sosteniendo su elegancia de siempre, con sentido del humor, y manteniendo sus labios cerrados, me dice que quiere irse de allí lo más pronto posible.

Cuando logramos desprendernos de los últimos abrazos, una entrevistadora, grabando con su móvil, interroga a Carmen sobre sus comidas favoritas. Ella sonríe con cierto aire aristocrático, y responde como si le preguntaran sobre su personaje en *El abanico de lady Windermere*, de Oscar Wilde.

Caminata hacia el restaurante por calles cercanas al teatro, junto a las actrices Julieta Serrano, Charo López y Silvia Marsó, la directora Claudia Pinto, la representante de Carmen, Laura González, y su hermano Joan.

Comenzamos a cenar atentos a lo que ocurre con nuestra querida amiga. Betina ha llegado y está con Carmen fuera, en la terraza del restaurante, protegiéndola del frío con su propio chal. El contraste entre los meses de recogimiento en su casa de Gràcia y estar otra vez en medio del torbellino de la profesión ha sido demasiado. Revivir aquellas noches de estreno en Madrid, con emociones intensas, halagos, críticas, romances, encuentros, desencuentros, movimiento y ruido hasta quitar el aliento. En la acera, la noche la acoge con su silencio y el aire fresco del otoño le da aliento. Junto a Betina, vuelve a la mesa para así recuperar la alegría y la risa con los amigos, pero sin poder probar siquiera un bocado.

Estación de Atocha. AVE Madrid-Barcelona.

A la mañana siguiente, Claudia despide a Carmen y a su hermano Joan cuando emprenden el regreso a casa.

Desde su asiento en el tren, Joan me envía una foto junto a su hermana dormitando a su lado. La veo agotada. ¿Su cuerpo y su mente estarán diciendo basta a estos eventos?

«Joan, también tú tendrás que descansar. Que lleguéis bien a casa.»

Por la tarde, Joan me escribe: «Bastante recuperada del estómago, pero muy descolocada por los cambios de ayer y de hoy».

Casa de Carmen. Después de unos meses con videollamadas, su perrita me recibe resuelta a no permitirnos el abrazo del reencuentro. Los ladridos celosos del pequeño animalito no cesan mientras Carmen me lee fragmentos de sus diarios de juventud o versos que escribió recientemente en su ordenador. Se detiene y en total quietud escucha mi insistencia en su talento para escribir, animándola a hacerlo.

«Escribir mis vivencias. ¿Un libro autobiográfico? Quizás mejor poesía. Seguir poniéndole palabras a la evolución de esta enfermedad... Describir esas paredes estrechándose dentro de mi mente, dejando un espacio cada vez más angosto, extraño y angustiante. ¿Escribir?»

Salimos a comprar pasta fresca para cenar. Mientras cocinamos los ravioles de La Chitarra que siempre nos deleitan, los grandes ojos de Carmen reflejan la esperanza de una antigua pasión suya despertándose:

—Escribir me encanta. ¿Por qué no?

Madrid. Aquí, ahora, en mi casa, tengo que terminar este texto que ojalá llegue a honrar nuestra amistad y servir a otras personas.

Dentro de pocas horas volveremos a encontrarnos para celebrar el Premio Días de Cine que te han concedido. ¡Sí, otro premio más! Es verdad que nunca te han premiado tanto como en estos últimos tiempos.

Encontrarnos esta noche. ¿Cuántos encuentros y despedidas esconderá nuestro destino? Quién partirá primero hacia «ese país desconocido del que jamás nadie ha regresado», como dice Hamlet.

Si llegado el día del cambio final se cumple tu deseo, tu elección de decidir cómo dar ese salto definitivo mientras conservas lucidez, si tú quieres y yo aún continúo en este mundo, tal como te prometí, estaré contigo.

Con mi amor de siempre y con mi dolor, a tu lado o en la distancia, desearé que vueles alto, lejos, por caminos de luz que sabrás reconocer. Y entonces soltaré tu mano para decirte «gracias, amiga del alma».

Mientras tanto, el presente nos regala el milagro y la conciencia de estar aquí, celebrando la alegría de la amistad.

JUAN CARLOS CORAZZA
Madrid, 17 de enero de 2023

Trayectoria como actriz

2022   Medalla de Oro al Mérito en las Bellas Artes que otorga el
        Ministerio de Cultura de España.
2021   Premi Gaudí d'Honor de l'Acadèmia del Cinema Català.

Cine

2022   *Aquí, ahora*. Claudia Pinto (en progreso)
2021   *Las consecuencias*. Claudia Pinto
2018   *Quién te cantará*. Carlos Vermut
2013   *La distancia más larga*. Claudia Pinto
2012   *Tengo ganas de ti*. Fernando González Molina
2010   *Planes para mañana*. Juana Macías
2011   *¿Estás ahí?* Roberto Santiago
2008   *Camino*. Javier Fesser
        Mejor actriz protagonista en los Premios Goya de 2009.
        Mejor actriz protagonista, Premios Unión de Actores.
        Premio Sant Jordi 2009 de RNE.

Mejor actriz de cine en los Premios Butaca.

Mejor actriz española en los Premios Turia.

Mejor actriz de la Semana del Cine y de la Imagen de Fuentes de Ebro (SCIFE).

Mejor actriz protagonista, Premis Sant Jordi de Cine.

2006 *Los aires difíciles*. Gerardo Herrero

2005 *Cien maneras de acabar con el amor*. Vicente Pérez Herrero

2004 *Sévigné*. Marta Balletbò-Coll

2003 *Haz conmigo lo que quieras*. Ramón de España

2002 *Bestiario*. Vicente Pérez Herrero

2001 *Germanes de sang*. Jesús Garay

1999 *No respires, el amor está en el aire*. Joan Potau

1998 *Manos de seda*. César Martínez Herrada

No se lo digas a nadie. Francisco J. Lombardi

1997 *En brazos de la mujer madura*. Manuel Lombardero

1996 *Pesadilla para un rico*. Fernando Fernán Gómez

Menos que cero. Ernesto Tellería

La vida privada. Vicente Pérez Herrero

1995 *La flor de mi secreto*. Pedro Almodóvar

1994 *Los peores años de nuestra vida*. Emilio Martínez-Lázaro

1993 *Carambolas*. Jesús Font

Los de enfrente. Jesús Garay

1991 *El rey pasmado*. Imanol Uribe

Capità Escalaborns. Carlos Benpar

1989 *Malditas chicas malas*. Hervé Tirmarche

Pont de Varsòvia. Pere Portabella

Premio de Cinematografía de la Generalitat de Catalunya.

1988 *Demasiado viejo para morir joven*. Isabel Coixet

1986 *Puzzle*. Lluís Josep Comerón

1985 *Stico*. Jaime de Armiñán

1984 *Dos mejor que uno*. Ángel Llorente

1983 *Victòria! La gran aventura d'un poble*. Antoni Ribas

1982   *Entre paréntesis*. Simó Fàbregas
        Luis y Virginia. Jaime Chávarri
1981   *Crónica de un instante*. José Antonio Pangua
        Barcelona Sur. Jordi Cadena
1978   *La orgía*. Francesc Bellmunt

Televisión

2016   *Cites*. TV3
2013   *La riera*. TV3
2010   *Gavilanes*. Antena 3
2008   *Herederos*. TVE
2006   *Electroshock*. Juan Carlos Claver
        Mar de fons. TV3
        Los simuladores. Cuatro
2004   *Siete vidas*. Telecinco
2002   *Mirall trencat (Espejo roto)*. Orestes Lara
2001   *Antivicio*. Antena 3
1997   *Dones d'aigua*. TV3. Jesús Segura
1996   *Turno de oficio: diez años después*. TVE. Manolo Matji
        Nominada mejor actriz de televisión, Fotogramas de Plata.
        Lucrecia. Mariano Barroso
1995   *Quinteto en sol menor*. José Antonio Páramo
1994   *Arnau: els dies secrets*. TV3
1992   *Crónicas del mal: el ascensor*. José María Carreño
        Hasta luego, cocodrilo. TVE
1987   *Philippe de Monte*. Jesús García de Dueñas
1986   *Las aventuras de Pepe Carvalho*. TVE. Adolfo Aristarain
        Nominada a mejor actriz de televisión, Fotogramas de Plata.

1985	*Turno de oficio*. TVE. Antonio Mercero

Nominada a mejor actriz de televisión, Fotogramas de Plata.

1984	*Cuentos imposibles*. TVE
1983	*El jardín de Venus*. TVE
	Anillos de oro. TVE. Pedro Masó
1982	*Luis y Virginia*. Jaime Chávarri
1980	*Mare i fill, societat limitada*. TVE

Teatro

2019	*Què va passar amb Bette Davis i Joan Crawford?* Guido Torlonia
2018	*Temps salvatge*. Xavier Albertí
2017	*Caro maestro! Recordant Strehler*. Guido Torlonia
	Ricard III. Xavier Albertí

Nominada a mejor actriz de reparto, Premios Butaca.

2016	*Al galope*. Guido Torlonia
2015	*Purga*. Ramon Simó
2014	*Al galop*. Guido Torlonia

Nominada a mejor actriz, Premios Butaca.

Doña Rosita, la soltera. Joan Ollé

2013	*Fum*. Josep Maria Miró
2011	*Purgatorio*. Josep Maria Mestres
2010	*Prometeo*. Carme Portaceli
	La casa de los corazones rotos. Josep Maria Mestres

Nominada a mejor actriz, Premios Butaca.

2008	*Edipo rey*. Jorge Lavelli
2008	*Rey Lear*. Gerardo Vera
2007	*El ventall de lady Windermere*. Josep Maria Mestres

Nominada a mejor actriz, Premios Butaca.

2004	*84, Charing Cross Road*. Isabel Coixet
2002	*La gaviota*. Amelia Ochandiano
	Premio María Guerrero a la mejor interpretación femenina. Nominada a mejor actriz protagonista, Premios Unión de Actores.
1999	*Els gegants de la muntanya*. Georges Lavandaunt
1998	*Las últimas lunas*. José Luis García Sánchez
1994	*Acreedores*. Juan Carlos Corazza
1993	*La doble inconstancia*. Miguel Narros
	Premio de la Unión de Actores a mejor actriz protagonista.
	Casi una diosa. Miguel Narros
1992	*La quinta columna*. Ariel García Valdés
1990	*El hombre del destino*. María Ruiz
1989	*El misàntrop*. Josep Maria Flotats
1988	*Lorenzaccio*. Josep Maria Flotats
1987	*El dret d'escollir*. Josep Maria Flotats
	Premio Memorial Margarida Xirgu 1988 a la interpretación femenina más relevante de la temporada.
	TP de Oro a la mejor actriz por la adaptación televisiva.
1986	*Madame de Sade*. Joaquín Vida
1984	*La gata sobre el tejado de zinc caliente*. Carlos Gandolfo
1983	*Absalón*. José Luis Gómez
1981	*Terra baixa*. Josep Montanyès
1979	*La gavina*. Dir. Hermann Bonnin
1978	*La reina ha relliscat*. Libreto de Alfons Roure
1977	*Un lloc entre els morts*. Escrita por Maria Aurèlia Capmany y realizada por Sergi Schaaff
1976	*Granja animal: primera òpera-rock en català*. Pere Daussà
	Faixes, turbants i barretines. Festival Grec. Santiago Sans
	Els pispes. Joan Potau
1975	*Pato a la naranja*. Ángel Fernández Montesinos
	El señor de Pigmalión. Esteve Polls

1974	*Las troyanas*. Esteve Polls
	Ifigenia en Áulide. Esteve Polls
	El retablo jovial. Àngel Guimerà
	El criat de dos amos. Esteve Polls
1973	*La señorita Julia*. Adolfo Marsillach
1972	*La casa de Bernarda Alba*. Joan-Carles Viñoles
	El cuadrado de astromelias. Joan Manuel Gisbert
1970	*L'infant que volgué ésser mestre*. Andreu Vallvé i Ventosa
	El santón de Perillán. Ramon Balcells
1969	*Ball robat* de Joan Oliver. Ramon Balcells

Agradecimientos

Quiero dar las gracias a mi familia por el apoyo incondicional que me regalan en estos difíciles momentos, y en especial a mi hermano Joan, que ha sido y sigue siendo mi guía y acompañante desde el principio de este doloroso proceso. También mi agradecimiento a Nico, un hombre en la plenitud que da luz a mi vida y sigue enseñándome a amar incondicionalmente.

Deseo asimismo dar las gracias a Ángeles Aguilera, a Laura Gamundí y a todo el equipo de Editorial Planeta, y también, por supuesto, agradecer a Carmen Fernández su ayuda y sabios consejos durante el proceso de escritura. Gracias a todas ellas por brindarme esta maravillosa oportunidad; dedicar mi tiempo a la escritura ha sido una gran motivación y me ha ayudado —y me ayuda— a sobrellevar lo duro de este viaje inesperado por los renglones de mi experiencia.

Gracias también a todos los que me habéis acompañado para dar visibilidad a lo invisible, a lo escondido y lo inenarrable de esta enfermedad. Suspiro para que los avances científicos consigan que algún día el alzhéimer deje de existir y nunca más nadie tenga que pasar por esta terrorífica experiencia.

Doy las gracias también a todos los que habéis confiado en mí como actriz, al público que me ha sostenido y permitido llegar hasta aquí. He sufrido, amado, llorado, reído... Y también he disfrutado enormemente del camino. A pesar del borrado de mí misma al que estoy sometida, hay recuerdos todavía imborrables. Ojalá que la palabra ahora escrita y que tantas veces he amado y degustado no os defraude.

Solo me queda por decir que la vida es un soplo y al mismo tiempo una larga y hermosa experiencia. Vivámosla con valentía, honestidad y mucho amor.